준비된
사람만
누릴 수 있는
100세
건강시대

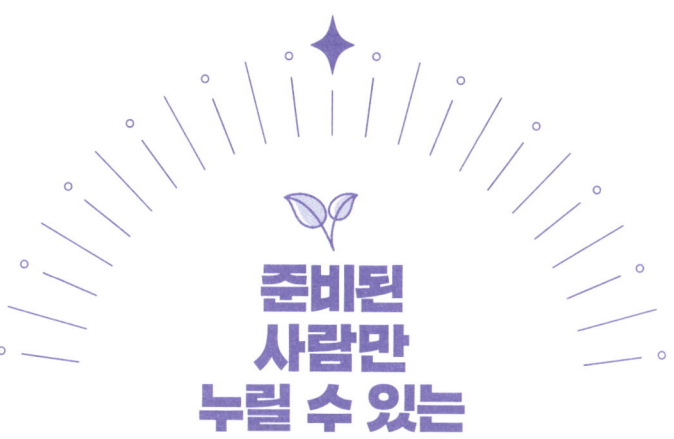

준비된
사람만
누릴 수 있는

100세 건강시대

제6권

| 건강을 지켜주는 운동 |

뉴스1 편집국 • 글

● 차례

추천사 I　　　　　　　　　　　　　　　8
추천사 II　　　　　　　　　　　　　　10
들어가는 글　　　　　　　　　　　　14

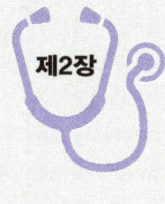

제1장 전신 운동

01 계단운동 I　　　　　　　　　　　20
02 계단운동 II　　　　　　　　　　　26
03 팔굽혀펴기 I　　　　　　　　　　32
04 팔굽혀펴기 II　　　　　　　　　　38
05 복싱 I　　　　　　　　　　　　　44
06 복싱 II　　　　　　　　　　　　　50

제2장 근력 운동

01 웨이트트레이닝 I　　　　　　　　58
02 웨이트트레이닝 II　　　　　　　　64
03 필라테스 I　　　　　　　　　　　70
04 필라테스 II　　　　　　　　　　　76
05 크로스핏 I　　　　　　　　　　　82
06 크로스핏 II　　　　　　　　　　　88

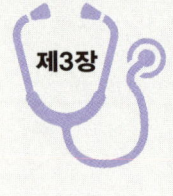

제3장 야외 운동

01 등산 I 96
02 등산 II 102
03 러닝 I 108
04 러닝 II 114
05 자전거 타기 I 120
06 자전거 타기 II 126

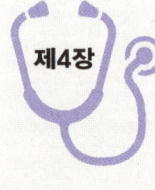

제4장 레저 스포츠

01 수영 I 134
02 수영 II 140
03 골프 I 146
04 골프 II 152
05 스포츠클라이밍 I 158
06 스포츠클라이밍 II 164

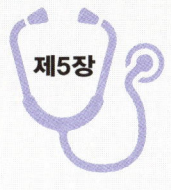

라켓 운동

01 탁구 I	172
02 탁구 II	178
03 테니스 I	184
04 테니스 II	190
05 배드민턴 I	196
06 배드민턴 II	202

제5장

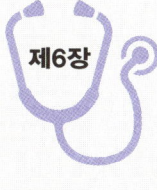

구기 운동

01 야구 I	210
02 야구 II	216
03 족구 I	222
04 족구 II	228
05 볼링 I	234
06 볼링 II	240

제6장

● 추천사 I

　우리는 시시각각 변화하는 시대의 흐름 속에 서 있다. 인공지능(AI) 기술 발전을 비롯한 디지털 가속화는 물론, 저출생·고령화 등 사회 전반의 변화로 세계가 빠르게 재편되고 있다.
　무엇보다도 이제 '100세 시대'가 도래했지만, 이 '100세'는 단순히 오래 사는 것이 아니라 건강하게 오래 사는 것을 의미한다. 이를 위해서 우리에게 반드시 필요한 것이 바로 '스포츠'이다.
　건강수명에 대한 관심이 높아질수록 스포츠의 가치와 역할은 더욱 중요해진다. 현실에서 사람들과 직접 만나 몸을 움직이는 일은 신체 건강을 넘어, 정신 건강에도 긍정적인 영향을 준다. 더 나아가 세대와 성별, 직업 등을 넘어 사람들을 하나로 묶는 사회 통합의 기능을 한다. 함께 운동하는 동료와의 교류와 유대감은 그 자체로도 큰 즐거움이 된다.

그러나 모두가 운동의 중요성을 알고 있어도 꾸준히 실천하는 일은 쉽지 않다. 이때 '나에게 맞는 종목', '즐거운 종목'을 찾는 것이 핵심이다.

뉴스1은 러닝을 시작으로 배드민턴, 골프, 수영, 테니스, 볼링 등 총 19종목에 대한 기사를 연재하며, 각 종목의 특징과 장점은 물론, 접근 및 운동 방법 등을 소개해 왔다. 초보자부터 경험자까지 유익하게 볼 수 있는 이 기사들은 큰 호응을 얻었고, 『100세 건강시대』라는 책으로 탄생하게 됐다.

이 책은 어떤 운동을 시작해야 할지 고민하는 분, 다양한 종목을 알고 싶은 분 모두에게 좋은 길잡이가 될 것이다. 앞으로도 많은 국민들이 이 책과 함께 다양한 스포츠를 접하고 즐기기를 진심으로 바란다. 대한체육회는 꾸준한 운동이 개인의 건강을 넘어 사회 전체에 활력을 불어넣을 수 있다는 믿음으로, 모든 국민이 스포츠로 행복해지는 그날까지 함께할 것이다.

다시 한 번, 이번 『100세 건강시대』의 발간에 감사드리며, 스포츠가 진정한 건강 100세 시대를 여는 데 큰 역할을 할 수 있기를 기원한다.

대한체육회장
유승민

● 추천사 II

　지금 우리는 인류 역사상 유례없는 '100세 시대'라는 새로운 문명의 전환기를 맞이하고 있다. 과거에는 60~70세를 인생의 황혼기라 여겼지만, 이제는 80세, 90세를 넘어 100세까지 살아가는 시대가 현실이 되었다.
　의학 기술의 눈부신 발전은 물론이고, 예방의학에 대한 인식 변화와 첨단 건강관리 서비스의 확산 덕분에 우리의 기대수명은 계속해서 높아지고 있다. 하지만 단순히 오래 사는 것만으로는 충분하지 않다.
　'100세 시대'는 우리에게 '어떻게 하면 건강하고 활기차게 오래 살 수 있을까?'라는 근본적인 질문을 던지고 있다. 이제는 개인뿐만 아니라 우리 사회 전체가 건강한 삶을 위한 철저한 준비를 해야 할 때다. 길어진 인생을 축복으로 만들기 위한 우리의 노력이 절실하다.

수년 전 전 세계를 공포에 몰아넣었던 '코로나19 팬데믹'은 우리에게 잊지 못할 뼈아픈 교훈을 남겼다. 우리는 그 시절, 세상에서 가장 귀한 것은 돈이나 명예도 아닌 바로 '건강'이라는 사실을 뼈저리게 깨달았다. 아무리 문명이 발달하고 물질적으로 풍요로워졌더라도, 우리는 여전히 질병의 위협 속에서 살고 있다는 사실을 재확인했다.

특히, 이 위협을 이겨내기 위해서는 평소의 꾸준한 건강관리와 체력 유지가 얼마나 중요한지 모두가 깊이 자각하게 되었다. 이 경험을 통해 얻은 교훈은 '100세 시대'를 살아갈 우리에게 무엇보다 중요한 삶의 지침이자, 새로운 건강 패러다임을 열어주는 전환점이 되었다.

이러한 시대적 흐름 속에서 『100세 건강시대』 제6권이 출간된 것은 매우 뜻깊은 일이다. 이 책은 일상생활에서 누구나 쉽게 실천할 수 있는 다양한 운동법과 건강관리 노하우를 폭넓게 다루고 있다. 전문가들의 검증된 정보와 조언을 바탕으로 독자들에게 믿을 수 있는 지침을 제공하며, 특히 많은 사람이 알고는 있지만 정작 놓치기 쉬운 잘못된 운동 방법과 생활 습관을 구체적으로 짚어주고 있다. 이는 단순한 정보 전달을 넘어 우리 삶에 바로 적용할 수 있는 실용적인 가치를 제공한다는 점에서 그 의미는 더욱 크다. 이 책은 건강한 삶을 위한 나침반이자, 올바른 지식을 선사하는 훌륭한 길잡이가 되어 줄 것이다.

국민 모두가 생애 전반에 걸쳐 건강하고 활기찬 삶을 살아갈 수 있도록 다양한 체육·건강 증진 사업을 펼치고 있는 서울올림픽기념 국민체육진흥공단의 역할 또한 빼놓을 수 없다. 그중에서도 '국민체력100' 사업은 '100세 시대'를 준비하는 우리에게 꼭 필요한 서비스다. 이 사업은 국민 개개인의 체력 수준을 과학적인 방법으로 정확하게 측정하고 평가한 뒤, 그 결과를 토대로 개인별 맞춤형 운동 처방과 상담을 무료로 제공한다. 이를 통해 국민 스스로가 주도적으로 건강을 관리하고 평생 스포츠를 즐길 수 있도록 돕는, 매우 뜻깊은 대국민 스포츠복지 서비스라 할 수 있다.

'국민체력100' 사업은 전국 75개소에 위치한 체력인증센터를 통해 어린아이부터 어르신까지 모든 연령대가 무료로 참여할 수 있는 열린 기회다. 이곳을 방문한 참여자는 운동처방사의 전문적인 도움을 받아 자신의 근력, 유연성, 심폐 지구력 등 체력 수준을 정확히 파악하게 된다. 그리고 부족한 부분을 보완하고, 강점을 더욱 키울 수 있는 효과적인 운동법을 배우게 된다. 이렇게 개인의 특성과 목표에 맞춰 설계된 체력 관리 프로그램은 단기적인 운동 효과를 넘어, 평생 지속할 건강 습관을 형성하는 데 매우 중요한 토대가 된다. 이는 결국 건강한 삶을 위한 투자가 될 것이다.

최근 연구 결과들을 보면 '국민체력100' 참여자들의 체력인증 등급이 높을수록 당뇨병, 심장질환 등 만성질환의 발병 위험이 현저히 낮아지는 것으로 나타났다. 이는 단순히 개인의 건강 증진을 넘어,

사회 전체의 의료비 절감에도 실질적인 효과가 있음을 보여준다. 이처럼 규칙적인 운동 습관은 만성질환을 예방하는 것은 물론, 근력과 균형 감각을 향상시켜 삶의 활력을 유지하는 데 결정적인 역할을 한다는 사실이 다시 한 번 과학적으로 입증된 것이다.

이러한 맥락에서 이 책은 단순한 건강 서적을 넘어, 국민의 평생 건강관리에 있어 든든한 동반자가 될 것이라 믿는다. 더 많은 국민이 공단의 '국민체력100' 서비스를 경험하고, 책 속의 지식이 실제 생활 속 실천으로 이어져 빛을 발하길 진심으로 바란다.

'100세 시대'는 더 이상 멀리 있는 미래의 이야기가 아니다. 이미 우리에게 다가온 현재다. 하지만 이 멋진 시대는 앉아서 기다리면 주어지는 혜택이 아니다. 적극적으로 준비하고 관리하는 사람에게만 주어지는 축복이다. 이 책을 통해 건강에 대한 올바른 인식을 새롭게 하고, '국민체력100' 서비스를 활용해 '나만의 건강 설계도'를 완성해 보기를 권한다. 건강에 대한 투자는 결코 헛되지 않을 것이다. 그래서 여러분 모두가 건강하고 활기찬 100세 인생의 주인공이 되기를 간절히 응원한다.

서울올림픽기념국민체육진흥공단 이사장
하형주

● 들어가는 글

 '호모 헌드레드(Homo Hundred)', 즉 100세 이상 사는 것이 보편화되는 시대가 현실로 다가왔다. 단순히 수명이 길어진 것을 넘어, 건강을 잘 유지하며 오래도록 활기찬 삶을 사는 것이 중요해졌다.

 유엔의 보고서에 따르면, 2000년에 6개에 불과했던 평균 수명 80세 이상 국가는 2020년 30개국을 넘어섰고, 전 세계 100세 이상 인구는 2050년 320만 명으로 약 10배 증가할 것으로 예측된다. 우리나라도 100세 이상 인구가 꾸준히 늘어나는 추세로, 본격적인 '호모 헌드레드 시대'는 더 이상 먼 미래의 이야기가 아니다.

 이러한 장수 시대는 의학, 과학 기술의 발전이 이끌고 있다. 넘쳐 나는 먹거리와 첨단 의료 기술은 인류에게 유사 이래 최고의 풍요로움을 안겨주었다. 그러나 수명이 늘었다고 해서 마냥 장밋빛 인생이 펼쳐지는 것은 아니다.

우리는 오히려 과거보다 더 많은 질병의 위협 속에서 살아가고 있다. 노화에 따른 자연스러운 질병뿐 아니라, 현대 사회의 풍요가 낳은 고혈압, 당뇨병, 뇌졸중 같은 성인병에 노출되어 있다. 잘못된 생활 습관으로 인해 유발되는 질병도 많아, 현대인치고 만성적인 건강 문제 하나쯤은 달고 사는 것이 드문 일이 아니다. 이는 '무병장수'가 아니라 '유병장수'의 현실을 보여준다.

따라서 건강하고 오랜 삶을 누리기 위해서는 평소 건강관리를 철저히 해야 한다. 건강관리에 대한 지속적인 관심과 노력이 없다면 '100세 시대'의 혜택을 온전히 누릴 수 없다. 오직 꾸준한 자기 관리를 통해 '준비된 사람'만이 이 문명의 축복을 온전히 누릴 수 있다. 이 책은 바로 그 준비를 위한 가장 확실한 지침서다.

건강관리의 첫걸음은 무엇보다 올바른 정보를 얻는 것이다. 정보가 넘쳐나는 시대에 검증되지 않은 속설이나 광고에 현혹되지 않고, 실제로 생활 속에서 실천 가능한 정보를 가려내는 것이 중요하다. 이에 뉴스1은 2021년부터 '100세 건강' 코너를 통해 평소 건강 유지를 위한 기사들을 연재하며 독자들에게 큰 호응을 얻었다. 이 책은 바로 그 기사들을 모아 기획된 시리즈다.

6권의 주요 내용은 건강관리를 위해 유용한 다양한 운동들을 소개한다. 전신 운동(계단운동, 팔굽혀펴기, 복싱), 근력 운동(웨이트트레이닝, 필라테스, 크로스핏), 야외 운동(등산, 러닝, 자전거 타기), 레저 스포츠(수영, 골프, 스포츠클라이밍), 라켓 운동(탁구, 테니스, 배드민턴), 구기 운동(야구, 족구, 볼링) 등 우리 주변에서 흔히 접하고 즐길 수 있는 운동을 다루고 있다.

가장 큰 특징은 각 운동 분야마다 전문가들의 견해를 인용하고 있다는 점이다. 이는 독자들이 과학적으로 검증된 정확한 정보를 바탕으로 운동 계획을 세우고 실천하는 데 큰 도움이 될 것이다. 잘못된 상식에 의존하여 부상을 입거나 운동 효과를 보지 못하는 일을 방지하고, 올바른 방법으로 건강을 관리할 수 있도록 돕는 것이 이 책의 목표다.

이제는 단순히 얼마나 오래 사느냐보다 '어떻게 잘 오래 사느냐'가 더 중요한 문제가 되었다. 문명 발달의 혜택을 누리면서도 인간의 존엄성을 유지하고, 생산적이며 가치 있는 삶을 사는 것이 우리 모두의 지향점이 되어야 한다. 이를 위해서는 일상에서 규칙적인 운동을 통해 질병 발생 위험을 낮추고, 미리미리 대비하는 것이 무엇보다 중요하다.

이 책은 다양한 운동 정보와 전문가들의 조언을 담고 있지만, 내용은 전혀 무겁거나 지루하지 않다. 책 전반에 걸쳐 실린 다양한 시각 자료는 글의 내용을 직관적으로 이해하도록 돕는다. 곁에 두고 가볍게 읽으면서도 건강에 관한 실용적인 정보를 얻을 수 있는 것이 이 책의 강점이다.

이 책은 '100세 삶의 시대', '호모 헌드레드 시대'를 함께하는 데 유용한 동반자다. 일상의 벗처럼 가까이 두고 시간 날 때마다 틈틈이 읽으며 건강 상식을 쌓는다면, 건강관리를 위한 훌륭한 지침이 될 것이다.

아울러 보다 활기차고 가치 있는 삶을 오래도록 이어가는 데 필요한 통찰과 혜안을 얻게 될 것이다. 이 책을 통해 건강한 삶을 위한 실천을 시작하고, '100세 시대'를 당당하게 맞이하길 바란다.

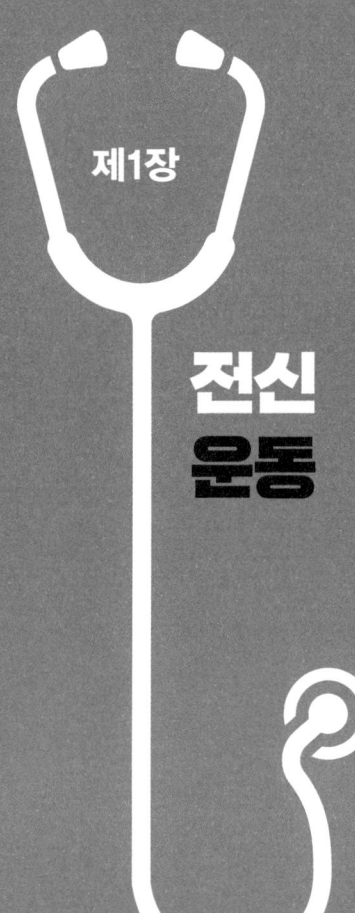

제1장 전신 운동

01
계단운동 Ⅰ

간단하지만 영양 만점인 운동으로
계단 오르내리기 대회도 열린다

|운동 자문 인용|
최영우 국민체육진흥공단(KSPO) 운동처방사

"오르내리기나 스트레칭 등
다양한 형태로 즐길 수 있다.
상체 각도를 꼿꼿이 세워 유지하고,
부상 방지에 힘써야 한다."

● 계단은 일상생활을 하다 보면 언제 어디서든 쉽게 마주치는 지형지물이다. 그래서 계단 오르내리기 운동이 최근 각광을 받고 있다.

계단을 오르내리는 것만으로도 운동 효과가 있다는 건 널리 알려진 사실이고, 실제로 많은 이들이 체력 증진을 위해 계단을 활용한다. 접근성이 좋고 날씨의 영향을 덜 받으며 어떠한 기술이 필요하지 않다는 점 등 장점이 많다. 남녀노소 모두 제약 없이 이용할 수 있고, 자세에 따라 운동 효과에 변화를 줄 수 있다는 점도 특징이다.

국민체육진흥공단(KSPO) 소속 최영우 운동처방사는 "걷기는 모든 운동의 기본이다. 미국스포츠의학회에서도 걷는 것을 신체 능력 향상을 위한 활동으로 권장한다"며 "계단운동도 걷는 것과 연계된 신체활동이기 때문에 꾸준히 하면 체력 증진과 신체 능력 향상에 큰 도움이 된다"고 설명한다.

계단을 이용한 가장 간단한 운동은 '오르내리기'다. 하지만 간단하다고 방심하면 안 된다. 마음만 앞서다간 자칫 부상이 뒤따를 수 있다. 현재 자신의 신체 상태를 면밀히 체크하고, 올바른 자세로 수행해야 운동 효과를 극대화할 수 있다.

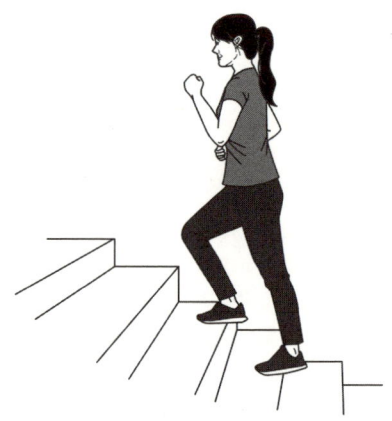

> 계단을 오를 때는 상체를 살짝 숙이고, 내려갈 때는 허리를 편 채 발을 앞으로 내딛는 것이 좋다.

계단 오르기 시 발바닥 전체를 계단 위에 딛는 것과 절반만 올리는 것만으로도 운동 효과에 차이가 있다. 발 전체로 계단을 오를 경우 안정감이 올라가 균형을 유지하는 데 에너지를 쓰지 않아도 돼 오랜 시간 할 수 있다. 반대로 발을 반만 걸칠 경우에는 빨리 올라갈 수 있어 심폐 지구력 강화에 도움이 된다.

최 운동처방사는 "개인 수준에 맞춰 맞는 방식을 선택하면 된다"며 "건강한 사람이라면 너무 낮은 강도로 운동하는 것보다 적당히 부하를 주는 것이 필요하다. 다만 초급자는 무리하지 말고 발 전체를 디디면서 올라가는 방법을 권장한다"고 말한다.

계단 오르내리기를 할 때 중요한 건 '상체의 각도'다. 우선 올라갈 때는 상체를 약간 숙인 채로 올라가는 것이 좋다. 반대로 내려올 때는 허리를 편 채 발을 앞으로 내디뎌야 한다.

최 운동처방사는 "상체를 꼿꼿이 세운 채로 계단을 오르면 무릎과 몸의 중심이 멀어지면서 무릎에 과부하가 걸린다"며 "상체를 숙이면 무릎에 가는 부하를 줄이면서 엉덩이와 햄스트링도 자극이 돼 효과가 좋다"고 강조한다.

내려올 때 허리 각도에 관해서는 "근육은 늘어날 때도 수축하는데, 근육이 천천히 늘어나게 브레이크를 걸어주는 것을 '신장성 수축'이라고 한다. 계단을 내려올 때 내딛는 발이 계단에 닿을 때까지 뒷발이 버텨줘야 하는데, 허리를 숙이게 되면 몸이 앞으로 쏠리면서 힘이 풀려 넘어질 수 있다. 코어 힘이 많이 필요한데, 그래도 허리를 바로 세워야 부상을 막을 수 있다"고 말한다.

일각에서는 계단을 오를 때보다는 내려올 때 무릎 등 몸에 무리가 많이 가기 때문에 내려오는 건 피하는 게 좋다는 의견도 있다. 그러나 최 운동처방사는 "신장성 수축이 근력 강화에 굉장히 도움이 된다. 계단을 오르기만 한 사람과 내려가기를 병행한 사람을 비교했을 때 내려가기를 함께 한 사람의 질환 관련 지표가 훨씬 더 좋게 나온 연구 결과도 있다"고 설명한다.

계단을 이용한 다른 운동법으로는 스트레칭이 있다. 한쪽 발을 앞으로 내딛고 뒷발로 버텨주는 동작을 통해 평소 안 쓰는 근육을 이완시킬 수 있다.

자기 몸 상태에 따라 양발의 간격을 정하고 10초에서 15초 정도 자세 유지를 해주는 것이 효과적이다. 무릎이 아프거나 버티기 어렵다면 양발의 간격을 좁히거나 한 칸에만 발을 올려 강도를 줄이면 된다.

두 팔을 함께 이용하는 것도 스트레칭 효과를 증대시킬 수 있다. 한쪽 팔을 수직으로 뻗어 상체를 세우고 나머지 팔로 계단 난간을 잡아주면 버티는 힘이 생겨 더 큰 힘을 가할 수 있다. 균형을 잡는 게 수월하다면 앞발을 세우고 두 팔을 발 쪽으로 쭉 뻗는 동작도 스트레칭에 도움이 된다.

| 계단운동이 건강에 좋은 점

- **심혈관 건강 향상:** 계단을 오르는 것은 심박수를 빠르게 높여 심장과 폐 기능을 강화한다. 이는 혈액 순환을 개선하고 심혈관질환 위험을 줄이는 데 도움이 된다.

- **하체 근력 및 지구력 강화:** 계단을 오르내리는 동작은 허벅지, 종아리, 둔근 등 하체 근육을 효과적으로 단련한다. 이는 근력을 키우고 전반적인 하체 지구력을 높이는 데 기여한다.

- **칼로리 소모 및 체지방 감소:** 짧은 시간에도 많은 칼로리를 소모할 수 있는 고강도 운동이다. 꾸준히 하면 체지방을 효과적으로 태워 체중 감량과 건강한 체중 유지에 이롭다.

- **뼈 밀도 증가 및 관절 건강:** 계단을 오르내리는 체중 부하 운동은 뼈에 긍정적인 자극을 주어 뼈 밀도를 높인다. 이는 골다공증 예방에 도움을 주며, 관절 주변 근육을 강화하여 관절 안정성에도 기여한다.

- **균형 감각 및 민첩성 증진:** 계단을 오르내릴 때 필요한 섬세한 균형 조절 능력은 전반적인 균형 감각을 향상시킨다. 또한 연속적인 발 디딤은 민첩성을 높이는 데도 도움이 된다.

02
계단운동 Ⅱ

발을 바꾸거나 옆으로, 뒤로 등
다방향 훈련이 좋다

●

| 운동 자문 인용 |

최영우 국민체육진흥공단(KSPO) 운동처방사

> "의무감으로 꼭 오르지 않아도 되며,
> 한두 칸으로도 충분하다.
> 무릎 보강 운동을 병행하면
> 계단운동 시 효과가 배가된다."

● 계단운동은 어디서나 쉽게 찾을 수 있고 어려운 기술을 요하지도 않는다. 하지만 막상 계단 앞에 서면 쉽게 포기하는 사람들이 많다.

계단운동은 분명 효과적이지만 반복되는 움직임 때문에 지루해지기 쉽다. 이 지루함을 극복하려면 몇 가지 변화를 주는 것이 좋다.

가장 먼저, 루틴에 변화를 주면 좋다. 매번 똑같은 방식으로 오르내리기를 하는 것보다 속도를 조절하는 인터벌 트레이닝처럼 빠르게 뛰었다가 천천히 걷기를 반복할 수 있다. 한 번에 두 칸씩 오르거나 옆으로 오르내리는 등 계단을 이용하는 방식도 좋다. 오르는 층수를 늘리거나 세트 수를 조절하며 매번 다른 난이도로 도전하는 것도 지루함을 덜어준다.

지루함을 날려버릴 또 다른 방법은 엔터테인먼트를 활용하는 것이다. 신나는 음악은 지루함을 잊게 하고 운동에 집중하도록 돕는다. 팟캐스트나 오디오북을 들으며 지식이나 이야기에 몰입하면 시간이 금방 지나갈 것이다.

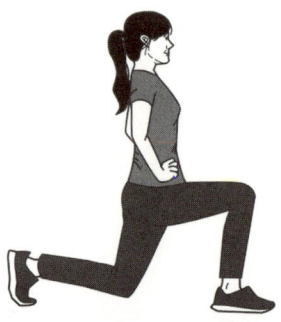

평평한 바닥에서 계단 오르기 효과를 얻고 싶다면, 무릎을 90도까지 굽히지 않아도 되는 런지 자세를 취하면 된다.

막연하게 오르기만 하면 쉽게 지치기 때문에 구체적인 목표를 설정하고 시각화하는 것도 중요하다. "오늘은 30층까지 5번 오르기"처럼 명확한 목표를 세우고, 달성했을 때의 성취감을 상상해 보는 것도 좋다. 운동 기록을 남겨 자신의 변화를 확인하는 것도 강력한 동기 부여가 된다.

마지막으로, 혼자 하는 운동이 너무 지루하다면 동반자와 함께 해 보는 것도 좋다. 친구나 가족과 함께 운동하면 경쟁심을 유발하거나 서로 응원하며 지루함도 덜고 더 즐겁게 운동할 수 있다. 이러한 방법들을 통해 계단운동의 지루함을 극복하고 꾸준히 건강을 챙길 수 있다.

최영우 국민체육진흥공단(KSPO) 운동처방사는 "계단 오르내리기가 부담스러운 사람들은 처음부터 무리할 필요가 없다. 계단 한두 칸을 이용해서 올라갔다 내려가기를 지속 반복해도 충분한 운동 효과가 있다"며 "발을 바꿔가면서 해도 되고, 옆으로 올라가도 된다"고 설명한다.

최 운동처방사가 특히 강조하는 것은 방향이다. 우리는 대부분의 일상생활에서 앞으로 움직인다. 이에 따라 사용하는 몸의 근육도 정해져 있다. 계단운동 시 앞으로만 움직일 게 아니라 옆, 뒤 등 다양한 방향으로 움직여 주면 평소 쓰지 않던 근육에 자극이 간다. 결과적으로 몸의 협응력을 높여주는 데 효과가 있다는 설명이다.

최 운동처방사는 "고령인 분들은 노화로 인해 자기 몸을 컨트롤하는 능력이 떨어진다. 그런 분들에게 다방향 계단운동은 큰 도움이 될 수 있다"며 "젊은 선수들도 계단을 이용한 훈련을 할 때 한 방향이 아닌 여러 방향으로 뛰는 훈련을 한다. 이 모든 게 몸의 협응력을 키워주고 근신경계를 깨워주는 역할을 한다"고 부연한다.

신체 능력 저하로 계단운동을 하기 부담스럽다면 무릎 보강 운동을 병행하면 좋다. 평평한 바닥에서 계단 오르기와 비슷한 운동 효과를 낼 수 있는 자세가 바로 '런지'다.

런지 자세는 한쪽 다리를 앞으로 쭉 뻗는데, 이때 무릎이 접히는 각도를 꼭 90도에 맞출 필요는 없다. 자기 체력에 따라 다리 벌리는 정도를 조절하면 된다. 체력이 좋은 사람은 더 멀리 뻗으면 되고 그게 안 되면 살짝만 뻗으면 된다.

발을 앞으로 뻗었다면 이제 뒷발을 니킥하듯이 앞으로 들어 올리는 동작으로 연결한다. 이 동작을 '런지 니업'이라고 한다. 이때도 자기 몸 상태에 따라 들어 올리는 높이를 적절히 조절하면 된다.

계단을 내려올 때는 버텨주는 힘이 필요한데, 이 힘을 길러주는 동작도 있다. 이른바 '타월 슬라이드'이다.

정사각형 모양으로 접은 수건을 바닥에 놓고 한쪽 발을 수건 위에 올려 여러 방향으로 미끄러지듯이 밀어주고 당기는 동작이다. 이때 다른 쪽 무릎이 흔들리지 않고 정면을 바라보게 하는 것이 포인트다. 버티기 힘들다면 의자나 지팡이를 짚고 해도 무관하다.

최 운동처방사는 "두 동작 모두 무릎을 강화해 안정성을 향상하기 위한 것"이라면서 "이 동작을 병행한다면 훨씬 수월하게 계단운동을 할 수 있다"고 추천한다.

l 계단운동을 할 때 주의할 점

- **준비 운동과 마무리 운동:** 운동 전 가벼운 스트레칭과 워밍업으로 부상 위험을 줄이고, 운동 후 쿨다운 스트레칭으로 근육 긴장을 완화해야 한다.

- **올바른 자세 유지:** 허리를 펴고 시선은 정면을 바라보며, 무릎이 발끝을 넘지 않도록 주의하면서 발바닥 전체로 착지하여 충격을 분산해야 한다.

- **무릎과 발목에 무리 주지 않기:** 속도 조절과 함께 한 번에 두 칸씩 오르거나 너무 빨리 내려가지 않도록 주의하고, 통증이 있으면 즉시 운동을 중단해야 한다.

- **적절한 신발 착용:** 충격 흡수 기능이 좋고 발을 안정적으로 지지해 주는 운동화를 착용하여 부상을 예방해야 한다.

- **체력 수준에 맞춰 운동하기:** 자신의 체력에 맞춰 점진적으로 운동 강도를 높여나가야 한다. 도중에 불편함이 느껴지면 즉시 휴식하거나 운동을 중단해야 한다.

03
팔굽혀펴기 I

시간과 장소의 제약이 없는
웨이트의 첫걸음이다

●

| 운동 자문 인용 |
강기용 국민체육진흥공단 운동처방사

"맨몸 운동임에도
다양한 조정이 가능하다는 점이 장점이다.
난도 조절로 범용성이 높아
웨이트와 병행하면 효과가 극대화된다."

● 한때 유튜브와 SNS 등지에서 '팔굽혀펴기로 몸짱 되기'라는 콘텐츠가 많은 관심을 모았던 적이 있다. 매일 하루 100개씩 팔굽혀펴기를 하면서 몸의 변화를 관찰한 것인데, 시간이 지날수록 근육질의 몸이 돼가는 것이 눈에 띄었다.

과연 팔굽혀펴기만으로도 '몸짱'이 될 수 있을까. 국민체육진흥공단의 강기용 운동처방사는 "반은 맞고 반은 틀리다"고 말한다.

강 운동처방사는 "팔굽혀펴기는 '올 인 원(All in one)'이라고 할 정도로 좋은 운동"이라며 "상하체의 전반적인 근육을 균형 있게 발달시키는 데 효과가 있다"고 설명한다.

다만, 일부 영상에서 보는 것처럼 팔굽혀펴기만으로 눈에 보이는 근육 증대 효과를 기대하기는 어렵다고 말한다.

강 운동처방사는 "근 비대 효과는 그렇게 높지 않다. 그게 가능했다면 보디빌더들이 '메인 운동'으로 팔굽혀펴기를 선택했을 것"이라면서 "다른 웨이트트레이닝과 병행했거나 혹은 이전에 근육량을 늘렸던 경험이 있는 사람이 재차 키운 것이라면 가능하다"고 말한다.

결론적으로, 팔굽혀펴기만으로 폭발적인 근육을 기대하기는 어렵다는 이야기다. 하지만 팔굽혀펴기는 분명 '웨이트트레이닝'의 첫걸음이 될 수 있는 기본적인 운동이다.

팔굽혀펴기는 자신의 몸무게 2/3를 밀어내는 확실한 효과가 있고, 무엇보다 시간과 장소에 제약이 없기 때문에 쉽게 시작할 수 있다. 특히 초심자부터 숙련자까지 두루 활용할 수 있다는 점에서 범용성이 높다.

강 운동처방사는 "자신의 체력 수준에 맞게 운동 강도를 설정할 수 있는데, 팔굽혀펴기의 경우 맨몸 운동임에도 다양한 조정이 가능하다는 점이 장점"이라고 설명한다.

팔굽혀펴기를 한 개도 하지 못하는 '초보'라면 무릎을 땅에 대고 하는 것이 시작이다. 상체 근력이 약한 사람이 억지로 정자세를 취하는 것보다 무릎을 대고 수행하는 것이 오히려 운동 효과가 더 좋을 수 있다.

반대로 숙련자의 경우에는 팔굽혀펴기 정자세도 크게 효과를 느끼지 못할 수 있다. 이럴 때는 개수를 늘려 운동을 보완할 수도 있지만 다양한 응용 방법으로 운동 효과를 극대화할 수 있다.

대표적인 것이 '디클라인 푸시업'이다. 벤치나 의자 등 상체보다 높이 두 발을 올리고 팔굽혀펴기를 수행하는 것이다. 정자세로 할 때보다 가슴 상부 근육에 더 많은 자극을 줄 수 있다.

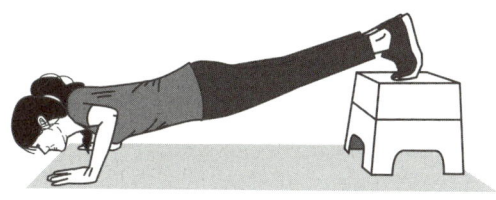

> 가슴 상부 근육을 효과적으로 자극하려면 발을 벤치나 의자에 올리고 팔굽혀펴기를 하는 디클라인 푸시업을 하면 된다.

'푸시업바'(손잡이 모양의 작은 운동 기구로 팔굽혀펴기(푸시업)를 더 편하고 효과적으로 할 수 있게 도와준다.)를 활용하는 것도 좋은 방법이 될 수 있다. 손으로 바닥 대신 막대형 도구를 잡고 수행하는 것이다.

강 운동처방사는 "푸시업바는 기본적으로 손목 부상을 막기 위한 보조 도구인데, 남성의 경우 관절의 가동 범위를 더 크게 가져갈 수 있기 때문에 대근육 발달에 더 도움이 된다"고 설명한다.

이 단계마저 넘어섰다면 '속도'를 조절하는 방법이 있다. 팔굽혀펴기를 수행할 때 내려가고 올라오는 속도를 최대한 늦추는 것이다. 강 운동처방사는 "기본적으로 내려갈 때 3초, 올라올 때 2초 정도를 생각하면 정자세라 할 수 있다"면서 "이 시간을 늦출수록 더 힘들고 운동 효과는 커진다. 완전히 내려갔을 때 잠깐의 '멈춤' 동작을 거는 것 또한 좋은 방법"이라고 말한다.

이보다도 더 강한 운동을 원한다면 원판을 몸에 올리거나 중량 조끼 등을 착용하는 방법도 있다.

강 운동처방사는 "팔굽혀펴기가 어느 정도 숙련됐다면 웨이트 레이닝과 병행할 경우 훨씬 좋은 효과를 기대할 수 있다"면서 "특히 가슴, 어깨 부위 웨이트를 수행한 뒤 팔굽혀펴기로 마무리 운동을 해주면 유튜브 영상에서 보는 것처럼 극적인 변화를 기대할 수 있다"고 조언한다.

팔굽혀펴기가 건강에 좋은 점

- **전신 근력 향상:** 팔굽혀펴기는 가슴, 어깨, 팔, 코어 근육을 동시에 사용해 전신 근력을 강화한다. 꾸준히 반복하면 상체뿐만 아니라 복부와 하체까지 균형 잡힌 근력을 기를 수 있다.

- **심혈관 건강 증진:** 운동 중 심박수를 높여 심장을 튼튼하게 하고 혈액 순환을 원활하게 돕는다. 이는 심장질환의 위험을 낮추고 전반적인 심폐 지구력을 향상시키는 데 효과적이다.

- **자세 교정:** 코어 근육을 단련해 척추를 안정시키고 올바른 자세를 유지하는 데 도움을 준다. 또한 구부정한 어깨와 허리를 펴는 데 기여해 신체 균형을 맞추는 데도 좋다.

- **뼈 밀도 증가:** 체중을 지탱하며 운동하기 때문에 뼈에 적당한 자극을 주어 뼈 밀도를 높인다. 이는 골다공증을 예방하고 뼈를 튼튼하게 만드는 데 긍정적인 영향을 미친다.

- **신진대사 촉진:** 근육량이 늘어나면 기초대사량이 높아져 칼로리 소모를 증가시킨다. 이는 체지방 감소와 체중 관리에 도움이 되며, 신체 기능을 활발하게 유지하는 데 기여한다.

04
팔굽혀펴기 II
팔 위치에 따라 운동 효과를
극대화할 수 있다

| 운동 자문 인용 |

강기용 국민체육진흥공단 운동처방사

> "잘하면 약이 되고 못하면 독이 되는
> 올바른 자세가 관건이다.
> 잘못된 자세가 오히려 부상을 야기하므로
> 기본자세에 충실해야 한다."

● 모든 운동이 마찬가지겠지만, 팔굽혀펴기 역시 올바른 자세로 정확한 동작을 수행하는 것이 가장 중요하다. 이것이 지켜지지 않으면 운동 효과를 기대하기는커녕 오히려 부상의 위험에 노출된다.

팔굽혀펴기 '초심자'들이 특히 유의해야 할 것 중 하나가 팔의 위치다. 운동을 수행하기에 편안한 위치가 분명히 있는데, 그게 정자세가 맞는지를 고민할 수밖에 없다.

일단 양팔은 어깨너비보다 조금 넓게 둔다. 손가락은 펼쳐 체중을 잘 지지할 수 있게 하고, 발끝을 바닥에 대고 무게 중심은 앞쪽에 쏠리게 한다.

가장 중요한 손의 위치는 내려갔을 때 자기 가슴이 중앙에 오게 하는 것이다. 이때 팔꿈치가 옆으로 빠지지 않은 상태에서 팔꿈치 각도는 90도보다 더 작은 각도를 유지해야 한다. 아울러 엉덩이가 뒤로 빠지지 않게 유의해야 한다.

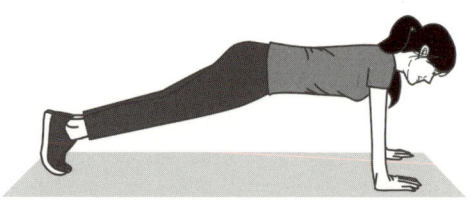

> 팔굽혀펴기를 할 때는 엉덩이를 뒤로 빼지 않은 채 팔꿈치를 옆으로 벌리지 않고, 팔꿈치 각도가 90도보다 작게 유지되는 상태에서 손을 가슴 중앙에 두는 것이 가장 중요하다.

국민체육진흥공단의 강기용 운동처방사는 "엉덩이가 위로 올라가거나 허리를 꺾는 자세 등 잘못된 방법으로 운동을 수행하면 부상을 당할 수 있다"면서 "이 경우 어깨 근육이 과하게 사용돼 다치는 일이 많다"고 말한다.

자신의 체력을 과신하는 것 역시 부상의 지름길이다. 지나치게 많은 운동량을 설정해 '개수 채우기'에 급급하거나 한 손 푸시업, 손가락 푸시업 등을 시도하다 다치는 경우도 다반사다.

팔굽혀펴기는 맨몸으로 할 수 있는 효과적인 운동이지만, 잘못된 자세나 무리한 동작으로 인해 부상을 입기 쉽다. 팔굽혀펴기 시 가장 흔한 부상 부위는 어깨다. 어깨 주변 근육이 약한 상태에서 팔굽혀펴기를 하면, 어깨 관절에 과도한 부하가 걸려 회전근개 손상, 오십견, 관절와순 파열 등으로 이어질 수 있다.

팔꿈치를 옆으로 크게 벌리면 어깨 관절에 불필요한 스트레스가 가해져 어깨 힘줄에 염증이 생기거나 손상될 수도 있다. 팔꿈치는 몸통에 가깝게 붙이고 90도 각도를 유지하는 것이 좋다. 손을 어깨 너비보다 너무 넓게 벌리거나 좁게 하면 어깨 관절에 무리를 줄 수 있다. 손의 위치는 어깨 바로 아래에 두는 것이 이상적이다.

팔굽혀펴기는 손목에 체중이 실리기 때문에 손목 관절이 약하거나 손목에 무리가 가는 자세로 운동하면 통증이 발생하거나 염좌, 건염 등의 부상을 입을 수 있다. 손목이 과도하게 꺾이지 않도록 손바닥 전체로 바닥을 지지하고, 손목이 아프다면 주먹을 쥐고 하거나 팔꿈치를 바닥에 대고 하는 플랭크 자세로 대체하는 것이 좋다.

팔굽혀펴기 시 허리가 아래로 처지거나 과도하게 꺾이는 자세는 허리 근육과 척추에 부담을 주어 통증을 유발할 수 있다. 코어 근육에 힘을 주어 몸통을 일직선으로 유지하는 것이 중요하다. 엉덩이가 너무 올라가거나 허리가 처지지 않도록 주의해야 한다.

강 운동처방사는 "팔굽혀펴기로 과도하게 큰 운동 효과를 기대할 수는 없다. 그 자체의 효과에 집중해야 한다"면서 "한 손이나 손가락으로 푸시업이 가능할 정도라면 다른 웨이트트레이닝을 하는 편이 더 안전하게 운동할 수 있는 방법"이라고 조언한다.

오히려 팔굽혀펴기 효과를 극대화할 수 있는 방법은 따로 있다. 팔 위치에 따라 중점을 두고 단련할 수 있는 근육 위치가 달라지기 때문이다. 대표적으로 팔을 어깨보다 넓게 벌리면 바깥쪽 가슴 근육과 어깨 근육에 더 많은 자극을 줄 수 있다. 반면 팔을 좁게 잡고 수행하면 삼두근에 많은 자극을 줄 수 있다.

아울러 발을 높은 곳에 올리고 수행하면 '디클라인 푸시업'으로 가슴 상부에 자극을 주고, 반대로 팔을 높은 곳에 두고 수행하면 '인클라인 푸시업'으로 가슴 하부에 자극을 줄 수 있다.

강 운동처방사는 "보디빌더 정도의 숙련도를 갖춘 사람에게도 팔굽혀펴기는 쉬운 운동이 아니다"라며 "그렇기에 더욱더 정확한 자세와 운동 효과를 잘 알고 하는 것이 도움이 될 것"이라고 말했다.

그러면서 "팔굽혀펴기는 시간과 장소의 제약이 없기에 바쁜 현대인들에게 아주 적합한 운동이다"라고 말하며 "따로 시간을 내기 어려운 분들이 팔굽혀펴기부터 시작한다면 건강을 유지하는 데 큰 도움이 될 것"이라고 강조한다.

팔굽혀펴기를 할 때 주의할 점

- **올바른 자세 유지:** 몸을 일직선으로 유지하고 엉덩이가 처지거나 너무 올라가지 않도록 한다. 복부에 힘을 주어 코어를 단단히 잡아줘야 허리에 무리가 가지 않는다.

- **팔꿈치 각도 조절:** 팔꿈치를 옆구리에 가깝게 붙여서 내려가야 어깨 관절에 부담이 적다. 팔꿈치가 과도하게 바깥으로 벌어지면 어깨에 무리가 갈 수 있다.

- **호흡법 지키기:** 내려갈 때 숨을 들이마시고, 올라올 때 숨을 내뱉는 것이 좋다. 호흡을 멈추면 혈압이 상승할 수 있으므로 주의해야 한다.

- **과도한 욕심 금물:** 자신의 체력에 맞는 횟수와 세트로 시작하고 점진적으로 늘려나간다. 무리하게 많은 횟수를 하려다 자세가 무너지면 부상으로 이어질 수 있다.

- **손목 부담 줄이기:** 손바닥 전체로 바닥을 눌러 손목에 가해지는 압력을 분산시킨다. 손목이 약하다면 손목 보호대를 착용하거나 주먹을 쥐고 하는 것도 좋은 방법이다.

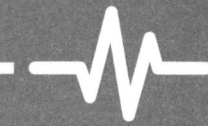

05
복싱 I

춤추듯 즐기면서 전신 운동도 즐기고
스트레스도 풀 수 있다

•

| 운동 자문 인용 |

신종훈 국가대표복싱센터 관장

"처음에는 주먹 대신 가벼운 터치로
부담 없이 시작하는 게 좋다.
줄넘기와 사이드스텝 등 다양한 훈련으로
하체 단련에 힘써야 한다."

● 복싱하면 떠오르는 두 가지 장면이 있다. 멀게는 흑백 TV 속 홍수환 선수가 "엄마, 나 챔피언 먹었어"라고 말하는 장면이고, 최근의 일을 더듬으면 '2024년 파리 올림픽'에서 임애지가 동메달을 따낸 뒤 활짝 웃는 인상적인 모습이다.

선수들의 전유물로만 여겨지던 복싱이 최근에는 우리의 일상생활 속으로 파고들고 있다. 얼굴이 멍이 든 채 '헝그리 정신'을 외쳤던 복싱은 50·60대 중년은 물론 초등학교 어린이들도 편하게 즐기는 '100세 스포츠'가 됐다.

실제로 복싱을 배워 보겠다고 찾아간 체육관에서는 로제의 '아파트'를 배경음악으로, 아이들 웃음소리가 끊이질 않았다. 복싱은 전신 운동이자 스트레스 해소에 탁월하기 때문에 현대인에게 꼭 필요한 운동 중 하나로 꼽을 수 있다.

복싱을 하려면 그만두고 싶어질 만큼 줄넘기부터 해야 한다는 인식이 박혀 있다. 복싱은 정말로 어퍼컷을 날리기 전까지 진입 장벽이 높은 걸까? 반은 맞고 반은 틀리다.

'2014년 인천 아시안게임' 복싱 라이트플라이급 금메달리스트인 신종훈 국가대표복싱센터 관장은 "복싱은 생각보다 발 스텝을 많이 필요로 하는 스포츠다. 자유자재로 빠르게 움직이려면 종아리 근력, 발목 힘, 코어 등이 좋아야 하는데, 그러려면 줄넘기를 통해 기본적인 체력과 다리 힘을 기를 필요가 있다"고 말한다.

신 관장은 "기본적으로 운동 신경과 감각을 끌어올려야 복싱 준비를 갖출 수 있다"며 "운동 성향과 스타일은 각자가 다 다르다. 줄넘기가 지루하면 하지 않아도 된다"고 설명한다.

대신 요즘은 '사다리'를 이용한 걷기 훈련과 사이드스텝 등 다양하고 과학적인 방법으로 하는 기본기 훈련이 많다. 목적은 줄넘기와 같은 '빠른 스텝'이다.

사다리 한 칸에 발을 빠르게 넣었다 빼며 옆으로 이동하면서 민첩성과 스텝의 감각을 키우는 것이다. 숙달되면 속도를 더 높여도 되고, 방향을 자유자재로 바꿔도 된다.

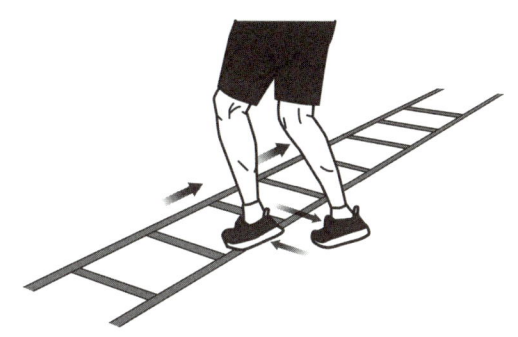

> 권투 훈련에서는 줄넘기와 같은 빠른 스텝을 위해 사다리를 이용한 걷기나 사이드스텝 등 다양하고 과학적인 기본기 훈련을 한다.

꼭 사다리가 없어도 괜찮다. 체육관 바닥에 사각형 무늬가 있다면, 그 한 칸을 가상의 사다리로 만든 뒤 한 칸씩 '십(十)자'로 이동하는 것도 큰 도움이 된다고 신 관장은 설명한다.

'힙합' 춤을 추듯 이리저리 발을 움직이는 것도 훈련이다. 신 관장은 "복싱에서 가장 중요한 게 리듬"이라면서 "스텝이 완전히 체화돼 몸이 자연스럽게 리듬을 타야 한다. 춤추듯 장난하는 것 같아 보이지만 이게 결국 복싱 스텝"이라고 귀띔한다.

한 가지 꿀팁이 더 있다. 복싱은 발을 이용해 빠르게 이동하는 게 핵심이기 때문에 기본적으로 뒤꿈치를 늘 바닥에서 뗀 채로 있어야 한다. 다만 슈퍼 웰터급 등 몸무게가 있는데 초보자라면, 초반에는 무릎과 발목에 무리가 갈 수 있어 오히려 위험할 수 있으므로 뒤꿈치를 떼지 않는 것을 추천한다.

신 관장은 "복싱이라고 비장할 필요가 없다. 놀이 하듯 즐기면 된다"고 계속 강조한다. 주먹으로 상대를 치는 행위를 부담스러워할 것도, 주먹으로 내가 맞는 것도 너무 겁낼 필요가 없다.

신 관장은 "처음부터 헤드기어와 보호 장비를 끼고 스파링을 하라고 하면 부담스럽다. 우리는 생각보다 남을 치는 행동 자체를 어렵게 생각하기 때문"이라고 말한다.

신 관장은 초보자들을 위한 방법으로 가볍게 터치하는 훈련을 소개한다. 그는 "우선 그냥 서로의 얼굴과 몸에 가볍게 손을 대며 터치하는 거다. 나도 터치하고, 그다음에는 상대도 터치하고, 내가 닿았을 때와 남이 내 몸에 닿았을 때의 느낌을 받아보는 것"이라고 말한다.

이어 "그 다음은 상대가 터치하려 할 때 그걸 '안 맞아 보자'는 생각을 해 보는 단계다. 그렇게 하려면 몸을 여러 방법으로 피하게 된다. 그렇게 피하면서 또 상대를 터치해야 한다. 그러면서 어떻게 피해야 잘 피하고, 그러면서도 다음 내 터치까지 잘 할 수 있는지 몸으로 배워 보는 것"이라고 설명한다.

| 복싱이 건강에 좋은 점

- **심폐 지구력 향상:** 끊임없이 움직이고 펀치를 날리는 복싱은 심박수를 높여 심혈관 시스템을 강화한다. 이는 폐활량을 늘리고 전반적인 유산소 능력을 향상시키는 데 효과적이다.

- **전신 근력 및 파워 증진:** 펀치를 날리고 방어하는 과정에서 팔, 어깨, 등, 코어, 다리 등 전신 근육이 사용된다. 꾸준한 훈련은 폭발적인 파워와 근력을 발달시키는 데 기여한다.

- **민첩성·균형 감각·반사 신경 발달:** 복싱은 상대 움직임에 빠르게 반응하고 스텝을 밟아 민첩성, 균형 감각, 반사 신경을 크게 향상시킨다. 이는 순간 판단력과 신체 반응 속도를 높이는 데 좋다.

- **스트레스 해소 및 정신 건강 증진:** 샌드백이나 미트를 치는 행위는 스트레스 해소에 탁월하다. 또한 집중력과 자기 통제력을 높여 정신 건강을 긍정적으로 개선한다.

- **체지방 감소 및 체중 관리:** 복싱은 칼로리 소모가 높아 체지방 연소와 체중 유지에 유리하다. 이는 탄탄하고 균형 잡힌 몸매를 만드는 데도 도움을 준다.

06
복싱 II

유산소 운동과 무산소 운동이 결합되어
민첩성, 순발력, 지구력 향상에 좋다

| 운동 자문 인용 |
신종훈 국가대표복싱센터 관장

> "이기는 게 아니라 스스로 성장하는 것에
> 만족감이 큰 스포츠이다.
> 일상생활에서 자신감이 올라가고
> 겸손해지는 법도 배울 수 있다."

● 본격적으로 링 위 스파링을 위한 훈련으로 넘어가면, TV 등 여러 매체에서 자주 봤던 그 '미트 훈련'이다. 먼저 배울 동작은 스트레이트다. 팔을 쭉 뻗어 상대를 가격하는 것이다. 이때 주먹만 앞으로 뻗는 게 아니라 하체가 함께 따라가 줘야 한다.

보통 주먹으로 '때려보라' 하면 주먹만 앞으로 쭉 뻗기 마련이다. 그러면 힘이 실리지 않는다. 주먹뿐 아니라 상체를 같이 밀어줘야 하고, 그러면서 하체도 같이 스텝으로 따라가 줘야 한다. 동시에 반대 손은 얼굴에 갖다 대며 상대의 스트레이트를 '가드'한다.

만약 주먹이 상대에게 닿지 않고 거리가 남았다면, 주먹만 더 길게 뻗는 게 아니라 빠르게 하체가 따라가는 방법으로 간격을 좁혀야 한다. 앞서 스텝 훈련과 코어 훈련을 열심히 해야 했던 이유가 여기에 있다.

스트레이트 외에도 훅과 어퍼컷이 있다. 스트레이트가 일자로 쭉 뻗는 동작이라면, 훅은 쉽게 말해 가드를 피해 옆으로 '돌려치는' 동작이다. 또한 어퍼컷은 아래에서 위로 '올려치는' 동작이다.

느린 구분 동작으로 보면 간단해 보이지만, 익숙하지 않은 근육을 쓰는 동작이라 코어가 무너지기 쉽다. 복싱의 기본기 중 기본기이기 때문에 무엇보다 반복 연습이 필요하다. 그러면 상대 주먹을 '흘리면서' 피하는 슬립 동작까지 섞어서 스트레이트와 슬립이 자유자재로 가능해진다.

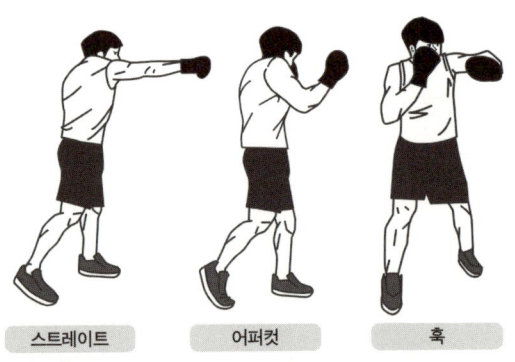

스트레이트   어퍼컷   훅

> 권투의 기본 공격 기술에서 스트레이트는 직선으로 뻗는 기술이고, 훅은 상대의 가드를 피해 옆으로 돌려치는 기술이며, 어퍼컷은 아래에서 위로 올려치는 기술이다.

신종훈 국가대표복싱센터 관장은 "복싱은 기본 체력과 기본 동작으로 기초만 쌓아두면 그 뒤 실력은 알아서 올라간다"면서 여기까지의 연습을 충실히 할 것을 강조한다.

복싱은 야구나 축구와 다르고, 골프와도 또 다르다. 기본적으로 격투 종목이다. 하지만 아마추어 단계에서의 복싱인들은 남을 때려눕히는 쾌감보다 스스로 성장하는 것에서 더 큰 만족감을 느낀다고 한다.

신 관장은 "복싱은 하다 보면 정말 힘들어서 쓰러지고 싶은 순간도 온다. 그래도 그걸 이겨내고 좋은 경기를 했을 때, 남을 이겼다는 자체보다도 스스로 더 성장했다는 쾌감이 엄청나게 큰 스포츠"라고 설명한다.

그러면서 "남을 이기려고 하는 것 같지만, 결국은 자신이 강해지는 게 가장 중요하다"며 "그렇게 성장한 자신을 보면 링 밖의 일상생활에서도 자신감이 업그레이드된다"고 말한다.

동시에 겸손도 배운다. 마냥 자신감만 올라가면 자만이 되고, 그러면 액션이 커지기 때문에 오히려 더 맞는다. 그래서 겸손한 마음을 유지하면서도 끊임없이 마인드 컨트롤을 할 수 있느냐가 중요하다. 복싱이 자신과의 싸움이라는 이야기도 바로 여기에서 나온다.

실제로 링 위에 서면 상대방에 대한 두려움이나 긴장감이 생기기 마련이다. 마인드 컨트롤은 이런 부정적인 감정을 이겨내고 경기에 온전히 집중할 수 있게 해준다. 상대의 움직임을 파악하고, 내 기술을 떠올리는 데 정신이 팔려야 하는데, 두려움에 휩싸이면 아무것도 할 수 없다. 평정심을 유지해야만 전략적인 판단을 내릴 수 있다.

긴장하면 불필요하게 몸에 힘이 들어가고, 호흡이 불안정해진다. 이는 곧 체력의 급격한 소모로 이어진다. 마인드 컨트롤을 통해 차분함을 유지하면, 몸의 긴장을 풀고 효율적으로 움직일 수 있어서 불필요한 체력 낭비를 막을 수 있다.

뭐든 새로 시작하려면 장비 구입도 예삿일이 아니다. 국내에 복싱 글러브는 제조업체도 다양하고 스타일도 다르다. 다소 막연해할 복싱 입문자들을 위해 신 관장은 "워낙 여러 종류의 제품이 있다. 다만 팁을 전하자면 크게는 손목을 잡아주는 글러브와 손목이 다소 널널한 글러브가 있다"며 "짧게 짧게 때리고 빠지는 게 잘 맞는 사람은 손목을 잡아주는 글러브가 더 낫다. 그렇지 않은 사람은 손목 쪽이 꽉 쪼이지 않는 글러브를 끼는 게 더 유리하다"고 말한다.

그러면서 "우선은 값싼 글러브부터 시작해 여러 제품을 경험해 보고 자신에게 잘 맞는 스타일을 손으로 직접 느낀 뒤 제대로 된 글러브를 구매하는 게 낫다"고 조언한다.

❚ 복싱을 할 때 주의할 점

- **충분한 준비 및 정리 운동:** 훈련 전후로 반드시 스트레칭과 가벼운 유산소 운동으로 몸을 충분히 풀어줘야 한다. 이는 부상 예방 및 회복에 필수적이다.

- **올바른 기본자세와 기술 숙지:** 펀치 자세, 스텝 등 기본 기술을 정확히 익히는 게 중요하다. 잘못된 자세는 부상, 특히 손목이나 어깨에 무리를 줄 수 있으니 전문가 지도를 받아야 한다.

- **적절한 보호 장비 착용:** 핸드랩, 글러브, 마우스피스는 필수 보호 장비다. 특히 손목과 손가락 부상 방지를 위해 자신에게 맞는 장비를 제대로 착용해야 한다.

- **체력 수준에 맞는 훈련 강도 조절:** 처음부터 무리한 고강도 훈련은 피해야 한다. 또한 자신의 체력에 맞춰 훈련 강도와 시간을 점진적으로 늘려가야 한다.

- **충분한 휴식과 영양 섭취:** 복싱 후에는 충분히 쉬어 몸을 회복시켜야 한다. 단백질 위주의 균형 잡힌 영양 섭취도 근육 회복과 성장에 매우 중요하다.

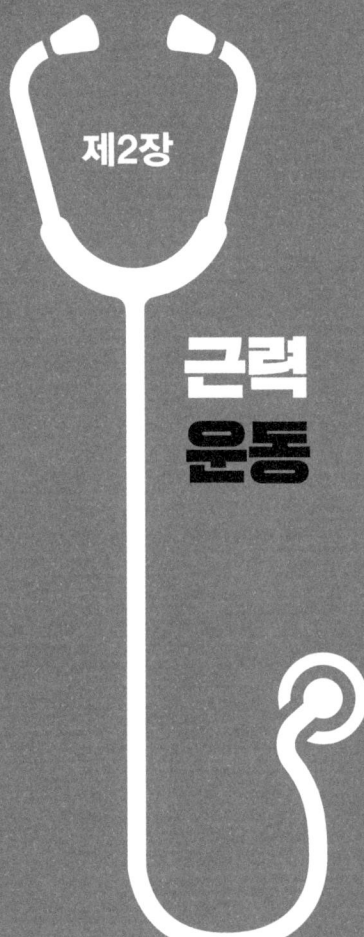

제2장 근력 운동

01
웨이트트레이닝 I
체지방 감소 및 기초대사량 증가에 좋고
근력 및 근육을 키워준다

| 운동 자문 인용 |

장영천 트레이너

"건강을 위한 헬스의 첫걸음은
기본자세를 충실하게 배우는 것이다.
초심자는 처음부터 바벨을 잡기보다는
맨몸 운동을 하는 게 좋다."

● 웨이트트레이닝은 어느덧 가장 친숙한 운동 중 하나가 됐다. 체중 감량이나 몸매 가꾸기를 위한 목적으로 '운동을 시작한다', '헬스를 끊었다'고 할 때 쉽게 떠올리는 게 바로 웨이트트레이닝이다.

10여 년 전만 해도 웨이트트레이닝은 근육을 크게 성장시켜 멋진 몸을 만들기 위한 소수의 운동으로 여겨졌다. 하지만 이제 웨이트트레이닝은 남녀노소를 불문하고 필수적인 운동으로 받아들여진다.

나이가 들수록 근육량이 점점 감소할 수밖에 없다. 따라서 체력과 지구력을 유지하기 위해서도 적정 수준의 근육은 꼭 필요하다는 것을 많은 사람이 공감한다.

웨이트트레이닝은 부상이 많은 운동이기도 하다. 기본적으로 높은 중량의 기구를 반복해 들어 올리는 것이기 때문에 자칫 잘못했다간 큰 부상으로 이어지는 경우도 종종 생긴다. 건강해지려다 오히려 병을 얻고 가는 불상사가 나오는 이유이다.

11년째 헬스 트레이너로 경력을 이어가고 있는 장영천 트레이너는 "아예 '백지' 상태보다 어느 정도 '안다'고 생각하는 분들의 부상 빈도가 더 높다"고 말한다.

장 트레이너는 "요즘에는 헬스장에 오지 않더라도 유튜브와 같은 SNS를 통해 충분히 원하는 정보를 얻을 수 있다"면서 "하지만 눈으로 보는 것과 실제 수행 능력에는 차이가 있을 수밖에 없는데, 이를 무리하게 수행하려다 다치는 일이 잦다"고 설명한다.

특히, 어느 정도 웨이트트레이닝이 익숙해진 경우 '무게 증량'에 집착하는 경우가 많다. 흔히 웨이트트레이닝의 '3대 운동'으로 꼽히는 것이 스쿼트, 데드리프트, 벤치프레스인데, 이 3가지 운동의 총중량이 웨이트트레이닝 능력의 척도로 여겨지기도 한다.

그러나 운동의 원리와 제대로 된 자세를 알지 못한 채 무작정 무게만 올리는 것은 부상의 지름길이다. 가벼운 무게로 적은 횟수를 수행하더라도 정확하게 하는 것이 운동 효과도 더 높다.

장 트레이너는 "사실 선수나 대회에 출전할 것이 아니라면 3대 운동의 중량 자체가 중요하지는 않다"며 "건강과 미용 목적의 일반인의 경우 굳이 고중량 운동으로 관절에 무리를 주기보다는 저중량 반복 운동을 조금씩 늘려가는 게 훨씬 좋은 방법"이라고 조언한다.

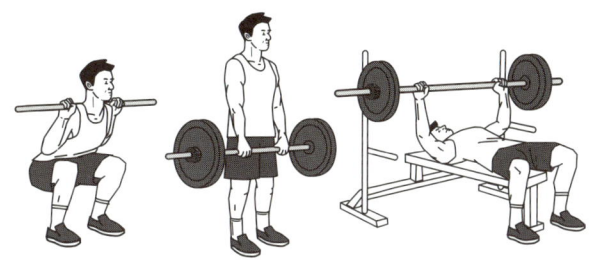

> 스쿼트, 데드리프트, 벤치프레스는 웨이트트레이닝의 3대 운동으로 불리며, 이 세 가지 운동에서 들어 올리는 총무게는 웨이트트레이닝 능력을 평가하는 기준으로 사용된다.

우선 스쿼트의 경우 발의 넓이와 각도를 잘 잡아주는 것이 중요하다. 발은 어깨 너비로, 발의 각도는 20도 정도로 형성한 상태에서 팔꿈치가 하강하는 느낌으로 내려가야 한다. 반면 무릎이 발끝을 벗어나거나 시선이 정면으로 내려가는 등의 좋지 않은 자세로 수행하면 무릎과 어깨에 무리가 가서 부상 위험이 커진다.

데드리프트는 가슴을 열어 등을 평평하게 만들어 척추를 '중립' 상태로 만든 뒤 하체의 힘으로 바벨을 들어 올리는 것이 포인트다. 이는 특히 허리 부상에 가장 취약한 운동이기도 하다. 하체로 바벨을 감당하지 못하고 허리가 먼저 올라오면 곧바로 부상을 입을 수 있다.

마지막으로, 벤치프레스는 어깨뼈인 견갑골을 고정한 상태에서 바벨을 들어 올린다. 이때 허리를 '아치' 형태로 만들어 주는 것이 가장 중요하다. 대흉근의 힘이 아닌 어깨의 힘만으로 바벨을 들어 올리거나 반동을 주는 등의 행위는 부상의 지름길이다. 벤치프레스는 3대 운동 중 증량 속도가 가장 더디다는 점도 숙지해야 한다.

장 트레이너는 이제 막 헬스를 시작하는 '헬린이'의 경우 바벨 운동보다는 기구 운동으로 몸을 익숙하게 만들 것을 조언한다. 기구 운동이 어느 정도 익숙해졌을 때 바벨을 잡고 '3대 운동' 등을 시작해도 늦지 않다는 이야기다.

그조차도 쉽지 않게 느껴진다면, '맨몸 운동'으로 웨이트트레이닝에 접근하는 방법도 있다.

장 트레이너는 "맨몸 운동도 충분한 근육운동이 된다"면서 "기구 운동 수행도 버겁게 느껴지면, 간단한 맨몸 운동으로 서서히 근력을 키워나가는 게 좋다"고 조언한다.

상체의 경우 무릎 대고 팔굽혀펴기, 하체는 의자를 받친 채로 하는 맨몸 스쿼트 등이 좋은 운동이 될 수 있다.

장 트레이너는 "무릎 대고 팔굽혀펴기에서 무릎을 뗀 팔굽혀펴기로, 의자를 받친 스쿼트에서 의자 없이 하는 스쿼트로 발전하는 것만으로도 우리 몸의 근육이 성장했다는 증거"라며 "초심자의 입장에서도 운동이 늘어가는 재미를 느낄 수 있을 것"이라고 강조한다.

웨이트트레이닝이 건강에 좋은 점

- **근력 및 근육량 증가:** 근섬유에 미세한 손상을 주고 회복하는 과정을 통해 근육의 성장과 강화를 촉진한다. 이는 일상생활에서의 신체 활동 능력을 향상시키고 부상 위험을 줄이는 데 도움이 된다.

- **기초대사량 증가 및 체지방 감소:** 근육량이 늘어나면 가만히 있어도 소모되는 에너지인 기초대사량이 증가한다. 이는 체지방을 효과적으로 연소시키고 건강한 체중을 유지하는 데 기여한다.

- **뼈 건강 강화 및 골다공증 예방:** 근육이 뼈에 가하는 장력은 뼈 밀도를 높이는 자극이 된다. 이는 뼈를 튼튼하게 하고 골다공증과 같은 뼈 질환의 발생 위험을 낮추는 데 효과적이다.

- **자세 교정 및 통증 완화:** 약해진 근육을 강화하고 불균형을 해소함으로써 바른 자세를 유지하는 데 도움을 준다. 이는 허리 통증, 어깨 결림 등 잘못된 자세로 인한 통증을 완화하는 데 긍정적인 영향을 미친다.

- **정신 건강 및 스트레스 해소:** 운동 중 분비되는 엔도르핀은 기분을 좋게 하고 스트레스를 줄이는 데 도움을 준다. 또한 목표를 설정하고 달성하는 과정은 자신감과 성취감을 높여 정신 건강에 이롭다.

02
웨이트트레이닝 II
뼈에 적절한 부하가 가해지면
골밀도가 강화된다

| 운동 자문 인용 |
장영천 트레이너

"헬스의 출발은 '내 몸 파악하기'이며,
목적에 따라 방법이 달라야 한다.
다이어트와 근력 운동은 꾸준히 병행해야
가시적인 효과를 볼 수 있다."

● 모든 운동이 그렇겠지만, 웨이트트레이닝 역시 자기 자신을 잘 아는 것이 가장 중요한 출발점이다. 내 몸에 아픈 곳은 없는지, 근력이 어느 정도인지, 어떤 목적을 가지고 운동을 하는 것인지에 따라 그 운동 방법도 달라진다.

가장 흔한 접근법은 역시 '목적'이다. 남성의 경우 근육 증대, 여성은 체중 감량이 목적인 경우가 많다. 장영천 트레이너는 "기본적으로는 어떤 목적이 되었든 전신 운동이 베이스가 돼야 한다"면서도 "근육량을 늘리겠다는 목적이라면 전신 운동을 어느 정도 잡은 뒤에는 하루에 한 부위를 타깃으로 삼는 것이 효과적"이라고 말한다.

통상적으로 근력 운동 후에는 24시간에서 36시간 정도 근육이 휴식할 시간이 필요하다고 알려져 있지만 이는 '초심자'에게는 해당하지 않는다. 최대한 잦은 운동으로 몸이 익숙하게 만들어 주는 것이 먼저다.

장 트레이너는 "한 부위를 집중적으로 공략한다고 해도 하체, 어깨, 등, 가슴 등으로 나눠서 진행하면 매일 운동을 하더라도 크게 무리될 것은 없다"고 설명한다.

여성의 경우 체중 감량을 위해 러닝머신과 천국의 계단 등 유산소 운동에 집중하는 경우가 많은데, 반은 맞고 반은 틀리다. 체중 감량에 유산소 운동이 큰 효과가 있는 것은 맞지만, 근력 운동이 병행되면 효과를 더욱 증대시킬 수 있다.

장 트레이너는 "근육은 지방을 태울 수 있는 공장과도 같다"면서 "근력 운동을 40~50분 정도 진행하고, 유산소 운동을 하면 체지방을 태우는 속도가 훨씬 빨라진다"고 말한다.

그러면서 "특히, 스쿼트나 레그 프레스 등의 하체 운동으로 열을 많이 내고 피가 돌게 한 다음 유산소 운동을 진행하면 체중 감량에 큰 효과를 볼 수 있을 것"이라고 조언한다.

최근에는 허리디스크, 목디스크 등의 질병을 앓고 있는 이들도 웨이트트레이닝을 통해 '재활'을 하는 경우도 많다. 허리, 목통증은 자리에 앉아 있는 시간이 많은 직장인, 휴대전화 사용이 많은 학생 등에서 두루 나타나는 증상이기도 하다.

장 트레이너는 "일단 하체 운동을 기본적으로 잡아준 뒤, 등 라인과 척추기립근을 탄탄하게 해주는 것이 중요하다"며 "어깨 후면 운동과 등 운동 등이 적합한 운동 종류가 될 것"이라고 말한다.

60대 이상의 장년·노년층도 헬스장을 찾는 경우가 많다. 연령이 높다고 해서 운동의 방법이 크게 달라지지는 않는다. 다만 운동의 강도를 조절하는 것이 적절하다. 관절을 보호하기 위해 기구에 밴드를 거치하는 형태로 운동 강도를 낮추는 경우가 대표적인데, 다만 운동을 할 때는 각별한 주의가 필요하다.

첫째, 과욕은 금물이다. 젊을 때 들던 무게나 하던 운동량을 그대로 고집하면 부상으로 이어진다. 관절, 인대, 근육이 예전 같지 않다는 것을 인정해야 한다. 처음에는 아주 가벼운 무게로 시작하고, 천천히 점진적으로 무게나 횟수를 늘려가야 한다. '점진적 과부하'도 중요하지만, 노년기에는 '점진적'이 훨씬 더 강조돼야 한다.

둘째, 정확한 자세가 핵심이다. 잘못된 자세는 부상으로 가는 직행열차. 특히 어깨, 허리, 무릎 관절은 취약하므로 운동 전에 반드시 올바른 자세를 배우고, 거울을 보거나 전문가의 도움을 받아 자세를 교정해야 한다. 무게보다는 자세에 집중하는 게 훨씬 중요하다. 통증이 느껴지면 즉시 중단해야 한다.

셋째, 충분한 회복 시간 확보가 필요하다. 근육 회복 속도가 젊을 때보다 느려지기 때문이다. 매일 같은 부위를 운동하기보다는, 최소 48시간 이상의 휴식을 주면서 근육이 회복하고 성장할 시간을 줘야 한다. 전신 운동을 한다면 주 2~3회 정도가 적당할 수 있다.

넷째, 워밍업과 쿨다운은 필수다. 운동 전 10분 정도의 가벼운 유산소 운동과 스트레칭으로 몸을 충분히 데워줘야 한다. 운동 후에도 5분 정도 가벼운 스트레칭으로 근육을 풀어주는 게 부상 예방과 피로 회복에 큰 도움이 된다.

다섯째, 영양 섭취와 수분 보충이 중요하다. 단백질 섭취는 근육 유지와 성장에 필수적이다. 운동 전후로 충분한 수분을 섭취하는 것도 잊지 말아야 한다.

여섯째, 기저 질환을 고려하여 전문가와 상의해야 한다. 고혈압, 당뇨, 심혈관질환 등 지병이 있다면 반드시 운동 시작 전에 의사나 전문가와 상담해야 한다. 개인의 건강 상태에 맞는 운동 계획을 세우는 게 안전하고 효과적이다.

장 트레이너는 "어떤 운동이든 결국 꾸준하고 건강하게 진행하는 것이 핵심"이라면서 "전문가에게 제대로 된 운동 방법을 배워 몸에 익숙하게 한 다음, 스스로 재미를 붙여 운동을 습관으로 만드는 게 가장 중요하다"고 조언한다.

웨이트트레이닝을 할 때 주의할 점

- **올바른 자세 유지:** 정확한 자세가 가장 중요하다. 잘못된 자세는 효과를 줄이고 심각한 부상을 유발할 수 있기 때문에 전문가의 지도를 받아 자세를 교정해야 한다.

- **점진적 과부하 적용:** 처음부터 무거운 중량은 피하고 자신에게 맞는 무게로 시작해야 한다. 점진적으로 중량이나 횟수를 늘려 안전하게 근력을 키워야 한다.

- **충분한 준비 및 정리 운동:** 운동 전후 유산소 운동과 스트레칭으로 몸을 풀어야 한다. 이는 부상 예방과 근육통 감소에 도움이 된다.

- **호흡 조절:** 중량을 들 때 숨을 내쉬고(수축 시), 내릴 때 들이쉬는 것이 올바른 호흡법이다. 숨을 참지 말고 자연스럽게 호흡을 이어가야 한다.

- **충분한 휴식과 영양 섭취:** 근육은 운동 후 휴식할 때 성장하므로 충분히 쉬고 단백질 위주로 영양을 섭취해야 한다.

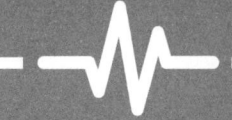

03
필라테스 I

코어 근육을 강화하고
자세 교정과 체형 개선에 좋다

| 운동 자문 인용 |

이가인 강사
이호림 강사

> "재활 목적에서
> 일상 속 운동으로 들어온 스포츠이다.
> 사람마다 몸이 다르기 때문에
> 자기 몸을 '객관화'하는 게 중요하다."

● 최근 스마트폰이나 태블릿 PC 사용 시간이 늘어나면서 거북목, 라운드 숄더, 척추 변형 등 다양한 불균형 체형을 갖고 있는 현대인들이 계속 늘어나고 있다.

잘못된 자세와 이전과는 달라진 체형으로 목, 어깨, 허리 등의 통증이 커지면서 '몸 교정'에 대한 필요성이 커지고 있다. 이에 '재활' 운동이 주목적인 필라테스가 대중들의 관심을 끌고 있다.

필라테스는 독일의 체조선수 출신이었던 요제프 필라테스가 제1차 세계대전 당시 수용소의 좁은 공간에서 효율적인 운동법을 고민하다가 개발한 운동이다.

이후 미국을 중심으로 대중화됐고, 한국에도 2000년대부터 들어오기 시작했다. 한국직업능력개발원 자료에 따르면, 2023년 기준 1,236개의 필라테스 민간자격 조직(학원·교습소·센터 등)이 운영되고 있다.

필라테스가 한국에 처음 들어왔을 때 연예인들의 다이어트, 몸매 유지를 위한 운동으로 알려지면서 '필라테스=여성 운동'이라는 인식이 생겼다. 하지만 필라테스는 결코 여성만을 위한 운동이 아니다.

필라테스 지도 7년 차인 이호림 강사는 "필라테스가 여성 중심의 운동이라고 알려졌지만, 사실과 다르다"며 "오히려 몸이 뻣뻣한 남성들에게 더욱 좋은 운동이 될 수 있다. 특히 평소 잘 사용하지 않는 근력을 향상시켜 신체 균형을 맞추는 데 탁월하다"고 말한다.

나아가 "최근에는 나이가 지긋한 어르신들이 건강한 노후를 위해 필라테스에 많은 관심을 보이고 있다. 또한 학부모들은 자녀들이 신체 균형을 잡으면서 키 성장에 도움이 될 수 있는 운동으로 필라테스를 주목하고 있다"며 "필라테스는 운동 능력이 떨어져도 가능하기 때문에 남녀노소 가리지 않고 쉽게 도전하고 접근할 수 있는 운동"이라고 소개한다.

재활 목적이 큰 운동이지만 평소 사용하지 않는 근육을 사용하고, 처음 사용하는 기구로 인해 뜻하지 않은 부상도 발생할 수 있다. 특히 한국에서는 매트 필라테스보다 기구 필라테스가 널리 보급된 만큼 기구 사용에 주의를 갖고 운동에 임해야 한다.

이 강사는 "필라테스 운동 중 부상을 당하는 일은 흔하지 않다. 하지만 순간의 집중력이 떨어진다면 기구에서 떨어지거나 기구를 놓쳐서 다치는 경우가 발생할 수 있다"면서 "따라서 필라테스 강의를 듣는 시간에는 높은 집중력이 필요하다. 사람마다 운동 인지 능력에 차이가 있는데, 이 부분이 부족한 사람들은 강의와 동작 하나하나에 집중해야 안 다치고 운동할 수 있다"고 조언한다.

필라테스 지도 7년차인 이가인 강사는 "부상 방지를 위해서는 자기 몸의 객관화가 필요하다. 특히 그룹 레슨에 들어오는 수강생들의 몸 상태는 모두 똑같지 않다. 따라서 동작 하나를 할 때 자신의 가동치 안에서 수행해야 한다"고 말한다.

운동 전 워밍업과 운동 후 쿨다운도 부상을 방지하는 데 필요하다. 비록 러닝, 헬스, 축구 같은 운동처럼 격렬하지는 않지만 스트레칭을 통해 몸을 가열해야 유연성이 높아지고 가동성도 증가해서 혹시 모를 근육 부상을 막을 수 있다.

특히, 필라테스를 시작하기 전 워밍업은 필수다. 약 5~10분 정도 투자해서 몸을 깨우고 준비시키는 게 중요하다. 워밍업의 핵심은 크게 세 가지다.

첫째, 관절 가동성 확보다. 몸의 주요 관절들(목, 어깨, 고관절, 무릎, 발목)을 부드럽게 움직여 준다. 예를 들어, 목을 좌우로 가볍게 돌리거나 어깨를 앞뒤로 회전시키고, 다리를 들어 원을 그리는 식으로 관절 가동 범위를 늘려준다. 이는 본 운동에서 다양한 필라테스 동작들을 정확하게 수행할 수 있도록 돕는다.

둘째, 코어 근육 활성화다. 필라테스는 코어(복부, 허리, 엉덩이)가 핵심이다. 워밍업 단계에서부터 코어 근육을 깨우고 활성화시켜야 한다. 가볍게 누워서 복식 호흡을 하거나 골반을 앞뒤로 기울이는 펠빅 틸트(Pelvic Tilt) 같은 동작으로 코어 근육에 자극을 주는 것이다.

셋째, 혈액 순환 증진 및 체온 상승이다. 가벼운 유산소 활동을 통해 심박수를 서서히 높여주고, 근육으로 혈액 공급을 늘려준다. 제자리 걷기, 팔 흔들기, 다리 가볍게 차올리기 등이 좋다. 이렇게 몸의 온도를 올리면 근육의 유연성이 증가하고, 운동 중 발생할 수 있는 부상을 예방하는 데 도움이 된다.

| 필라테스 운동 전 워밍업의 핵심 |

1	관절 가동성 확보
2	코어 근육 활성화
3	혈액 순환 증진 및 체온 상승

| 필라테스가 건강에 좋은 점

- **코어 근육 강화:** 필라테스는 복부와 등 근육을 포함하는 몸의 중심부, 즉 코어를 집중적으로 단련한다. 이는 몸의 안정성을 높여주고, 일상생활에서의 움직임을 더 효율적으로 만든다.

- **자세 교정 및 통증 완화:** 약해진 근육을 강화하고 불균형을 개선해 바른 자세 유지에 큰 도움이 된다. 잘못된 자세로 인한 허리 통증이나 어깨 결림 완화에도 효과적이다.

- **유연성 및 균형 감각 향상:** 다양한 스트레칭 동작을 통해 관절의 가동 범위를 늘리고 근육의 유연성을 증진시킨다. 이는 신체의 균형 감각을 향상시켜 넘어짐 등 부상 위험을 줄여준다.

- **정신 집중 및 스트레스 해소:** 필라테스는 각 동작마다 호흡과 움직임에 깊게 집중하는 것을 요구한다. 이러한 정신 집중은 스트레스를 줄이고 마음의 평온을 찾는 데 도움을 준다.

- **전신 근력 및 지구력 증진:** 필라테스는 전신을 연결해 사용하는 동작으로 근력과 근지구력을 높여준다. 이는 일상생활과 다른 운동의 수행 능력을 향상시키는 데 도움이 된다.

04
필라테스 II

심신 안정 및 스트레스 감소에 탁월하고
근육의 질 향상에 도움이 된다

•

| 운동 자문 인용 |
이가인 강사
이호림 강사

"부상 방지와 올바른 동작을 위해
밀착된 복장이 필요하다.
자신에게 맞는 센터와
강사를 찾는 작업이 선행되어야 한다."

● 미국을 중심으로 널리 퍼졌던 필라테스는 2000년 초반에는 여자 연예인들의 다이어트 운동으로 주목받으며 대중에 알려졌다. 이후 필라테스는 여성들의 다이어트, 몸매 유지뿐만 아니라 남녀노소를 가리지 않고 신체 균형을 잡고 자세를 교정하는 데 도움이 되는 운동으로 알려지면서 다시 주목을 받았다.

하지만 필라테스는 아직 쉽게 접근할 수 없는 운동이기도 하다. 필라테스를 떠올리면 가장 먼저 떠오르는 것이 밀착되는 의상이다. 이러한 '레깅스' 착용이 부담스러워 필라테스 센터를 방문하는 것을 어려워하는 이들이 많다.

필라테스 지도 7년차인 이가인 강사는 "필라테스를 처음 접하는 분들이 가장 많이 궁금해 하는 것이 '복장'이다. 꼭 상·하의에 밀착하는 옷을 입어야 하냐고 물어보는 분들이 많다"며 의상이 필라테스 입문자들에게 첫 난관이라고 말한다.

그렇다면 과연 딱 붙는 옷을 꼭 입어야 할까? 이 강사는 "본인을 위해 가능하다면 몸에 달라붙는 옷을 입는 것이 좋다. 밀착하지 않은 복장을 하고 물구나무를 서거나 다리를 들어 올리는 동작을 하면 옷이 흘러내려 이에 신경을 쓰느라 본인의 동작에 집중을 못 할 수 있다. 이때 생각하지 못한 사고도 발생해서 다칠 수 있다"고 말한다.

이어 "또한 강사가 수강생의 운동과 호흡이 제대로 이뤄지고 있는지 아는 데에도 큰 도움이 된다. 강사들이 수강생의 체형을 파악해야 운동 방법과 강도 등을 조절할 수 있다. 이를 위해 되도록 회원들에게 밀착하는 옷을 권고한다. 하지만 너무 옷이 펑퍼짐하거나 면이 두껍지 않으면 다른 옷도 큰 문제는 안 될 것"이라고 설명한다.

토 삭스도 필라테스 때 필요한 복장 중 하나다. 필라테스 지도 7년차인 이호림 강사는 "토 삭스 밑에 미끄럼 방지를 하는 장치가 있어 부상을 막아준다. 또한 토 삭스는 발가락 양말처럼 만들어지는데, 이는 발가락 끝까지 힘이 들어가는 동작이 있기 때문이다. 말초 신경을 쓰는지 알 수 있도록 제작된 것"이라고 말한다.

복장 준비가 마무리됐다면 자신에게 맞는 센터와 강사를 찾는 노력이 필요하다. 필라테스는 작은 근육 하나하나를 세밀하게 사용해야 하므로 자기 몸에 대한 객관화가 필요하다.

필라테스 강사들은 이를 가장 잘 도와줄 수 있는 전문가들이다. 귀찮더라도 자기 몸을 관찰하고, 동작을 알려줄 강사를 물색하는 데 정성을 기울여야 한다.

특히, 필라테스 자격증은 종류가 1,300개가 넘을 정도로 자격증이 남발되고 있고, 센터가 무분별하게 등장하고 있다. 이에 최근에는 폐업하는 필라테스 센터가 늘어나는 만큼 신중한 선택이 절실하다.

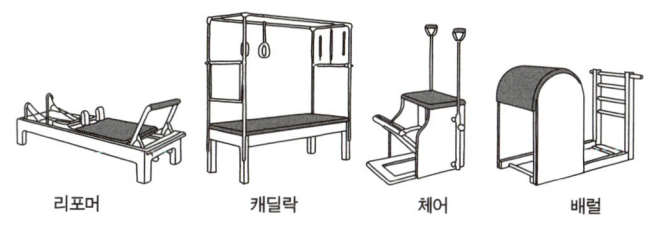

리포머 캐딜락 체어 배럴

> 리포머, 캐딜락, 체어, 배럴 등 다양한 종류의 필라테스 기구를 갖춘 곳일수록 더 다채로운 운동을 경험할 수 있다.

필라테스 센터 선택에서 가장 중요한 부분은 강사의 전문성이다. 강사가 어떤 자격증을 가지고 있는지, 경력은 얼마나 되는지 확인해야 한다. 국제적으로 인정받는 자격증(예: STOTT PILATES, Polestar Pilates, BASI Pilates 등) 유무를 확인하고, 경험이 풍부한 강사에게 배우는 게 훨씬 효과적이다. 센터 홈페이지나 직접 상담을 통해 강사 이력을 반드시 물어봐야 한다.

수업 방식과 인원도 체크해야 한다. 개인 레슨은 가장 효과적이지만 비용이 비싸다. 반면에 그룹 레슨은 가격이 합리적이지만 강사의 세심한 지도를 받기 어려울 수 있다. 그룹 레슨을 선택할 경우, 한 반에 몇 명이나 참여하는지 확인해야 한다. 소규모 그룹 레슨(보통 4~6명)이 좀 더 밀착 지도가 가능하다.

필라테스 장소가 청결하고 쾌적한 환경인지, 사용하는 기구들이 안전하고 잘 관리되는지도 중요하다. 필라테스 기구는 종류가 다양하기 때문에 여러 종류의 기구(리포머, 캐딜락, 체어, 배럴 등)를 갖추고 있는지를 확인하면 더 다양한 운동을 경험할 수 있다.

이 강사는 "스스로에게 맞는 필라테스 센터를 선택하는 것이 가장 중요하다. 필라테스는 작은 근육, 호흡 등을 신경 써야 하므로 강사의 경험과 능력이 중요하다"며 "내 몸을 아무 의사에게나 맡길 수 없듯이 필라테스 강사도 쉽게 선택해서는 안 된다"고 조언한다.

그는 이어서 "센터 등록 전에 체험 레슨을 할 수 있다. 한번 체험하면서 강사의 능력과 성향, 센터의 분위기 등을 판단하는 것이 중요하다"고 부연한다.

끝으로, "어떤 운동이든 꾸준함이 가장 중요하다. 필라테스도 다르지 않다. 최소 주 2회씩 3개월 이상 차분하게 한다면 효과도 보고 운동의 재미를 찾을 수 있을 것"이라며 꾸준한 운동을 강조한다.

필라테스를 할 때 **주의할 점**

- **정확한 자세와 동작 숙지:** 잘못된 자세는 몸의 불균형을 심화시킨다. 전문가 지도로 올바른 자세를 익히고 거울을 보며 연습해야 한다.

- **호흡에 집중:** 호흡은 필라테스 움직임의 가장 중요한 기초이자 핵심이다. 동작과 호흡을 정확히 일치시켜서 코어 활성화와 안정적인 움직임을 유도해야 한다.

- **무리한 동작 피하기:** 자신의 유연성을 고려하지 않은 어려운 동작은 부상으로 이어진다. 통증이 느껴지면 즉시 멈추고 가능한 범위 내에서 천천히 강도를 높여야 한다.

- **꾸준함과 인내심:** 필라테스는 단기간에 큰 변화보다 꾸준한 수련으로 몸의 정렬과 코어 힘을 강화하는 운동이다. 조급해하지 말고 꾸준히 연습하며 몸의 변화를 기다려야 한다.

- **통증과 불편함 구분:** 운동 중 느껴지는 것이 단순한 근육 사용감인지 통증인지 구별해야 한다. 관절에 날카롭거나 지속적인 통증이 있다면 즉시 중단하고 전문가와 상담해야 한다.

05
크로스핏 I

바쁜 현대인의
체격 증진에 적격이다

| 운동 자문 인용 |

최진원 크로스핏 식스 헤드코치

> "개인 운동이지만
> 팀 스포츠와 비슷한 효과를 낸다.
> 피지컬은 탄탄해지고
> 사회성은 쑥쑥 올라간다."

● 크로스핏은 2000년 미국에서 그레그 글래스먼과 로렌 제나이가 설립한 피트니스 브랜드다. 그 시작은 1995년 캘리포니아주 산타크루즈에 그레그 글래스먼이 처음으로 체육관을 열면서부터다. 그는 경찰관들을 훈련시키며 다양한 운동 방식을 결합한 고강도 프로그램을 개발했는데, 이 방식이 크로스핏의 토대가 되었다.

크로스핏이라는 이름은 '크로스 트레이닝(Cross-training)'과 '피트니스(Fitness)'의 합성어다. 한 가지 운동에만 특화된 것이 아니라 여러 종목을 섞어 훈련함으로써 전반적인 신체 능력을 기른다는 의미를 담고 있다. 이 독특한 운동 방식은 소방관, 군인, 경찰 등 특수 직업군 사이에서 먼저 인기를 얻었고, 이후 일반인들에게 퍼져나가며 전 세계적인 운동 트렌드로 자리 잡았다.

단시간에 고강도 운동을 복합적으로 수행해야 하는 크로스핏은 1분 1초가 아까운 현대인들에게 적합한 운동 중 하나다. 짧은 시간 안에 다양한 운동을 하기 때문에 심폐 지구력, 최대 근력, 민첩성, 힘, 스태미나 등 향상에 도움을 줄 수 있다.

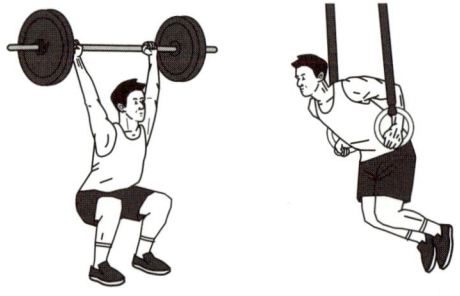

크로스핏은 짧은 시간 동안 여러 운동을 수행하여 심폐 지구력, 최대 근력, 민첩성, 힘, 스태미나 등을 효과적으로 향상시키는 운동이다.

매력적인 운동임에도 많은 사람들에게 낯선 크로스핏은 최근 들어 다양한 콘텐츠를 통해 대중들에게 이름을 알리고 있다.

특히, 참가자들끼리 최고의 신체 능력을 다투는 넷플릭스 '피지컬100'에서 크로스핏이 제대로 어필했다. '피지컬100' 시즌1에서는 크로스핏 선수 우진용이, 시즌2에서도 크로스핏하는 아모띠(본명 김재홍)가 우승을 차지해 눈길을 끌었다.

과거와 비교하면 성장하고 있지만 아직까지 크로스핏은 많은 사람이 접근하기 어려운 운동 중 하나로 꼽힌다. 특히 비싼 비용과 혹시 모를 부상 그리고 체력 부족에 대해 우려하며 시작을 주저하는 이들이 많다.

크로스핏을 시작한 지 10년 차인 최진원 크로스핏 식스 헤드코치는 "시작할 때는 주저할 수 있지만 한 번 접하면 많은 매력을 느낄 수 있는 운동"이라며 크로스핏의 매력을 말한다.

최 헤드코치는 "크로스핏은 많은 동작을 수행하는 운동으로, 약 40개 동작이 있다. 이 동작을 매일매일 다른 조합으로 프로그램을 구성하기 때문에 매일 새로운 운동, 다양한 운동을 할 수 있다"면서 "이에 따라 다양한 근육이 발달하고, 체력과 힘, 스피드 등도 향상될 수 있다는 장점이 있다"고 말한다.

또한 "크로스핏은 준비 동작부터 모든 운동을 마무리하기까지 1시간이면 충분하다"며 "운동할 시간이 부족하다고 생각하는 분들에게 적합한 운동이 될 것"이라고 귀띔한다.

크로스핏의 또 다른 특징은 개인 운동이지만 옆에서 서로를 격려하고, 때로는 팀으로 함께 운동하면서 단체 종목 같은 분위기를 조성할 수 있다는 점이다.

이에 최 헤드코치는 "크로스핏은 항상 그룹 클래스로 진행이 되기 때문에 지속해서 함께 운동하는 사람들끼리 친목을 다지는 경우가 많아진다. 함께 땀 흘리고, 힘든 운동을 하다 보면 새로운 관계가 형성될 수 있다"면서 "개인 종목처럼 보일 수 있지만 크로스핏을 통해서 다양한 구성원들을 만나 사회성이 높아질 수 있다는 점도 매력"이라고 말한다.

스스로 자신이 지닌 체력 걱정 때문에 크로스핏 시작을 겁내는 초보자들도 처음부터 거리감을 가질 필요는 없다.

최 헤드코치는 "오히려 초보자들에게 좋은 운동이 될 수 있다. 그룹으로 운동이 진행될 때 워밍업부터 마무리 운동까지 코치들이 알려주고, 도움을 줄 수 있다"면서 "운동 방법이 익숙하지 않은 초보자들에게는 기구만 놓여 있는 헬스장보다 크로스핏이 더 운동의 재미를 알게 해줄 수 있다"고 말한다.

그러면서 "크로스핏에는 스케일링이라는 방법이 있다. 코치들이 초보자의 체력과 기술 수준에 맞도록 난이도를 조절해 주는 것"이라면서 "이를 통해 초보자도 상급자들이 느끼는 운동의 강도를 체험하게 된다"고 설명한다.

이어 "그만큼 코치들 능력이 중요하다. 각자에게 맞는 운동 강도를 조절해야 한다. 또한 모두가 운동 중 과부하를 느끼지 않도록 프로그램을 구성하는 것도 코치의 역할"이라면서 초보자에게 코치의 능력이 중요하다고 강조한다.

크로스핏이 건강에 좋은 점

- **전신 근력과 심폐 지구력 향상:** 크로스핏은 역도, 체조, 유산소 운동 등 다양한 동작을 복합적으로 수행한다. 이 때문에 신체의 모든 근육을 사용해 근력과 함께 심폐 지구력을 고루 발달시킬 수 있다.

- **높은 칼로리 소모:** 고강도의 다양한 운동을 짧은 시간 안에 집중적으로 수행하기 때문에 운동 후에도 지속적으로 칼로리를 태우는 효과가 있다. 따라서 체지방 감소와 체중 관리에 매우 효과적이다.

- **정신력 강화:** 한계에 도전하는 고강도 훈련은 정신력을 단련하는 데 도움을 준다. 신체적 고통을 이겨내는 과정에서 성취감과 자신감을 얻을 수 있다.

- **다양한 운동 경험:** 매일 다른 운동(WOD)을 통해 지루함을 느끼지 않고 매일 새로운 도전을 할 수 있다. 다양한 움직임을 통해 신체의 민첩성, 유연성, 균형 감각을 종합적으로 기를 수 있다.

- **커뮤니티 효과:** 함께 운동하는 사람들이 서로를 격려하고 경쟁하며 동기 부여를 얻는다. 이는 운동을 꾸준히 지속할 수 있는 원동력이 되어 운동 효과를 극대화한다.

06
크로스핏 II

내 몸에 대한 이해부터
시작해야 한다

●

| 운동 자문 인용 |

최진원 크로스핏 식스 헤드코치

"바닥이 평평한 운동화만 있으면
바로 시작할 수 있다.
무릎·손목 보호대를 착용해야 하며
쿠션 런닝화는 절대 금물이다."

● 2000년대 초반부터 시작된 크로스핏은 미국을 중심으로 빠르게 퍼져나가고 있다. 최근에는 일부 프로스포츠 선수들이 프리 시즌을 맞아 체력을 끌어올리기 위해 크로스핏을 선택하면서 대중의 관심을 끌고 있다.

하지만 덤벨, 바벨, 케틀벨 등 무겁고 큰 기구들을 사용하는 '고강도 복합운동'인 크로스핏은 밖에서 볼 때 다치기 쉬운 운동으로 생각하는 경향이 있다. 그만큼 시작 자체를 두려워하는 사람이 많다.

크로스핏은 고강도 운동으로 이루어져 있어 자신의 한계를 정확히 아는 것이 매우 중요하다. 운동을 하다 보면 더 무거운 무게를 들거나 더 많은 횟수를 하려는 욕심이 생길 수 있는데, 이때 자기 객관화가 부족하면 과도한 경쟁심에 휩쓸려 자신의 능력 이상의 동작을 시도하게 된다. 이는 잘못된 자세로 이어져 부상의 위험을 크게 높인다.

또한 자기 객관화는 자신의 강점과 약점을 파악하는 데 도움을 준다. 예를 들어, 역도 동작에 강하지만 체조 동작에 약하다면, 약점을 보완하기 위한 훈련 계획을 세울 수 있다. 자신의 상태를 냉정하게 평가하고 그에 맞는 목표를 설정해야만 장기적으로 꾸준히 성장할 수 있다.

이렇듯이 자기 객관화는 운동 중 자신의 신체적 한계를 인정하고 올바른 판단을 내리는 데 필수적인 요소다. 이것이 곧 부상을 예방하고, 운동을 안전하게 지속하며, 결국 더 나은 성과를 내도록 하는 방법이다. 크로스핏 역시 자기 객관화와 철저한 준비 운동만 있다면 심각한 부상은 피하면서 크로스핏을 즐겁게 오랜 시간 즐길 수 있다.

크로스핏 10년차인 최진원 크로스핏 식스 헤드코치는 "크로스핏을 할 때 가장 중요한 것은 자기 몸을 이해하고 파악하는 것이다"라며 "사람의 몸은 매일 컨디션이 달라지기 때문에 이에 맞게 운동 강도를 설정하는 것이 부상 방지에 큰 도움이 된다"고 말한다.

과거 운동 중 무릎을 크게 다쳐 1년 동안 크로스핏을 쉬어야 했던 그는 자기의 경험을 이야기하면서 "초급자와 고급자 모두 자기 몸을 완벽하게 이해하고 파악하는 것은 힘들 수밖에 없다. 나도 과거에 내 몸 상태를 정확하게 파악하지 못하고 무리하게 운동해서 크게 다친 적이 있다"고 말한다.

이어 "몸 상태가 안 좋다면 평소보다 강도를 낮춰서 해야 한다. 함께 운동하는 사람들의 강도에 맞추려고 하면 다치는 경우가 있다"며 "휴식도 중요하다. 며칠 동안 운동을 강하게 했다면 하루 정도는 쉬어가는 여유가 필요하다"고 덧붙인다.

보호대와 장비는 운동을 더 안전하고 효과적으로 할 수 있도록 돕는 필수적인 도구다. 특히 보호대는 부상 위험도를 줄이는 데 도움이 된다. 크로스핏을 할 때 무릎과 손목 보호대가 가장 많이 쓰인다. 보호대는 근육의 흔들림을 줄이면서 안정적으로 지지해 부상을 예방해 줄 수 있다. 또한 운동 능력을 극대화하는 데도 도움을 준다.

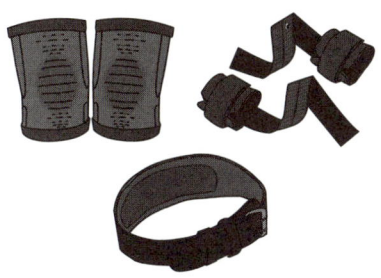

크로스핏은 무릎과 손목 보호대가 가장 많이 사용되며, 역도용 벨트는 허리를 보호하고 무거운 중량을 안정적으로 들어 올리도록 코어 근육을 지지하는 역할을 한다.

역도용 벨트는 코어 근육을 단단히 지지해 허리를 보호하고, 더 무거운 중량을 안정적으로 들어 올릴 수 있게 해준다. 또한 리프팅화는 발바닥을 단단하게 지지해 안정적인 자세를 유지하게 함으로써 파워 전달을 효율적으로 만든다.

최 헤드코치는 "지면 반발력을 충분히 받을 수 있는 밑바닥이 평평한 단화만 있으면 크로스핏을 시작할 수 있다"면서 "크로스핏에는 달리기 동작이 많지 않기 때문에 쿠션이 들어간 런닝화를 신을 경우에는 운동 효과가 줄어들거나 자칫 잘못하면 다칠 수도 있다"고 말한다. 쿠션이 있는 운동화를 신고 크로스핏을 한다면 푹신한 소파 위에서 무거운 것을 들어 올리는 것과 같다는 설명이다.

그는 이어 "크로스핏에 흥미가 생기고 본격적으로 하고자 할 때는 크로스핏 전문화를 신는 것을 추천한다. 크로스핏화는 갑피가 더 유연하고 신발 바닥이 더 단단하다. 또한 뒤꿈치 축이 살짝 더 위로 올라가 있어서 무거운 무게를 들 때나 중심을 잡을 때 도움을 준다"고 말한다.

끝으로, 최 헤드코치는 "모든 운동이 마찬가지인데, 최대한 즐기면서 꾸준하게 한다면 초보자도 빠르게 익숙해지면서 적응할 수 있을 것"이라며 "계속해서 크로스핏을 하면 스스로 몸이 건강해지고 신체적으로 강해진다는 느낌을 받을 수 있을 것"이라고 조언한다.

크로스핏을 할 때 주의할 점

- **올바른 자세 숙지:** 크로스핏은 고강도 운동이 많아 부상의 위험이 높다. 모든 동작을 시작하기 전에 전문가에게 정확한 자세를 배우고 숙달하는 것이 가장 중요하다.

- **점진적인 무게 증량:** 역도 동작을 할 때 처음부터 무거운 중량을 들지 않도록 한다. 자신의 근력 수준에 맞는 무게로 시작하고 점차적으로 늘려가야 부상을 예방할 수 있다.

- **오버트레이닝 피하기:** 매일 고강도 훈련을 하면 근육과 관절에 피로가 쌓여 회복을 방해한다. 충분한 휴식을 통해 몸이 회복할 시간을 줘야 더 좋은 성과를 낼 수 있다.

- **몸의 신호에 귀 기울이기:** 운동 중 통증이 느껴지면 즉시 멈추고 휴식을 취해야 한다. 근육통과 부상의 통증은 다르므로 무리하지 말고 몸의 신호를 정확히 인지해야 한다.

- **충분한 스트레칭과 워밍업:** 운동 전후 충분한 스트레칭과 워밍업으로 근육을 이완시키고 체온을 높여야 한다. 이는 부상 위험을 줄이고 운동 능력을 향상시키는 데 필수적이다.

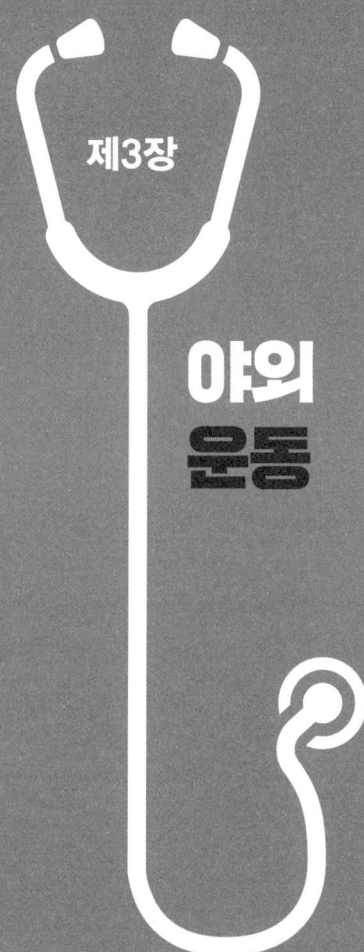

제3장

야외 운동

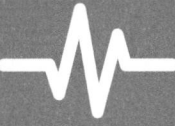

01
등산 Ⅰ

산에 오르는 것은
단순한 걷기와는 다르다

| 운동 자문 인용 |

임갑승 대한산악연맹 등산 강사겸 등산교육원 전임교수 & 교육이사

> "초보자인 경우
> 30분 오르면 5분간 휴식해야 한다.
> 하산 후 열탕 사우나는
> 기분은 좋으나 관절에 악영향을 준다."

● 나뭇잎 소리와 계곡의 물소리, 숲속의 음이온과 피톤치드까지 느낄 수 있는 등산은 모두가 쉽게 접할 수 있는 운동이면서 힐링 방법으로 사계절 어느 때든 가능하다.

누구나 쉽게 동네 뒷산에 오를 수 있고, 잘 단련된 이들은 점점 더 높은 산을 정복하고자 하는 열망도 있다. 과거에는 중장년층에게 더 어울리는 운동으로 인식됐으나 최근에는 20~30대 젊은 층에서도 등산을 즐기는 인구가 늘어나고 있다.

꾸준한 등산은 심폐 기능과 근력, 지구력 등을 향상시켜 건강에 도움이 된다. 그러나 주의해야 할 점도 분명히 있다. 평소 혈압이 높거나 척추나 관절이 좋지 않은 사람이 무턱대고 난도가 있는 산에 오르게 되면 오히려 건강을 해칠 수 있다.

대한산악연맹 등산 강사이자 등산교육원 전임교수이기도 한 임갑승 교육이사는 "등산은 누구나 쉽게 접할 수 있는 운동"이라면서도 "하지만 단순히 걷는 것이 아니다. 등산도 준비가 필요하다. 기초 체력도 필요하고, 스스로를 과신해서 무리하기보다 낮은 산부터 서서히 오르며 체력을 키워야 한다"고 말한다.

가벼운 마음으로 기분 전환 삼아 산에 오르는 이들이 많다. 하지만 등산을 더 즐기기 위해서는 일단 기본 체력을 잘 갖춰야 한다는 것이 전문가들의 조언이다.

임 이사는 "처음 달리기를 하는 사람이 곧바로 마라톤을 할 수 없다"며 "등산도 쉽게 접근하다가는 사고가 발생할 수 있다. 낮은 산부터 서서히 체력을 키워야 한다"고 말한다.

등산을 할 때 중요한 것 중 하나는 잘 먹는 것이다. 산에 오를 때는 칼로리 소모가 많고 에너지가 많이 빠질 수 있기 때문에 이를 잘 보충해 주는 것이 중요하다.

일반적으로 사고는 산에 오를 때보다 하산할 때 더 많이 발생한다. 체력이 떨어진 상황에서 사고가 나는 것이 대부분이기 때문에 등산 중 잊지 않고 에너지를 보충하는 것이 필수적이다.

간단한 사탕, 초콜릿 등 당류가 포함돼 먹자마자 에너지가 될 수 있는 것을 지속해서 섭취하면서 수분을 충분히 보충하고 갈증을 해소해야 한다. 일반적으로 등산에 챙겨가는 오이 등도 수분 섭취에 도움이 되지만 이온 음료 등 에너지 성분이 포함된 것이 더 효과적이다.

임 이사는 "이온 음료나 에너지 젤 등을 주기적으로 먹는 것이 좋다"며 "귀찮아서 섭취를 안 하면 내려올 때 다리가 풀리거나 힘이 빠진다. 그렇게 되면 부상이나 사고의 위험이 크다"고 말한다.

초보자의 경우 쉼 없이 오르는 것보다 30분 정도 걷고 5분 정도 휴식하는 것을 권장한다. 또한 완전히 앉아서 쉬는 것보다 힘들 경우 잠깐씩 서서 숨 고르기를 하는 것이 중요하다. 완전히 앉게 되면 근육이 이완돼 다시 근육을 쓰기 위해서는 더 힘들 수 있다.

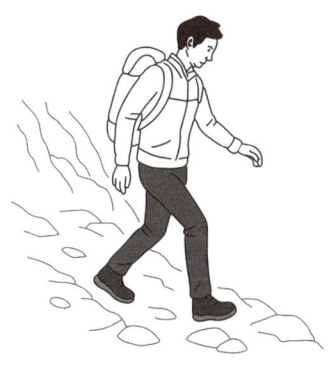

등산 시에는 무릎 관절에 무리가 가지 않도록, 특히 내리막의 경우 평소보다 보폭을 짧게 하고 천천히 걷는 것이 좋다.

등산할 때는 무릎 관절을 많이 사용하기 때문에 특히 내려올 때 주의해야 한다. 보폭은 평소 걷기와 비슷하게 유지하되 내리막의 경우에는 보폭을 조금 작게 하고 천천히 걸어야 한다.

일반적으로 고된 등산을 하고 내려와 동료들과 함께 기분 전환을 위해 음주를 하는 경우가 있다. 또한 찌뿌둥한 몸을 풀기 위해 사우나를 가는 이들도 쉽게 목격할 수 있다. 하지만 이러한 행동은 오히려 몸을 해칠 수 있다.

등산 후에는 너무 차거나 뜨거운 물보다는 미온수로 가볍게 씻어주는 것이 좋다. 체온보다 높은 온도의 물에서 장시간 씻는 것과 냉수마찰 등도 몸을 해칠 수 있다. 찬물은 심장에 무리가 따를 수 있으므로 냉수마찰을 하는 행동은 주의해야 한다. 몸이 놀라지 않을 수 있도록 체온과 비슷한 온도의 미온수가 바람직하다.

등산을 마친 뒤에 몸을 잘 관리하는 것도 필요하다. 하산 후 발목과 무릎 위주로 스트레칭해 주는 것이 좋다. 등산 자체가 머리부터 발끝까지 쓰는 전신 운동이기 때문에 긴 시간 정리 체조를 할 필요는 없다. 다만 뻐근할 수 있는 발목과 무릎을 가볍게 마사지하는 느낌으로 스트레칭하면 몸에 도움이 될 수 있다.

등산이 건강에 좋은 점

- **심폐 지구력 향상:** 오르막길을 오르내리며 심박수를 높여 심장과 폐 기능을 강화한다. 이는 전반적인 유산소 능력과 심혈관 건강을 증진하는 데 효과적이다.

- **하체 및 코어 근력 강화:** 불규칙한 산길을 걸으면 하체 근육과 코어 근육이 단련된다. 이는 근력 향상과 관절 안정화에 기여한다.

- **균형 감각 및 민첩성 발달:** 울퉁불퉁한 산길 걷기는 균형 감각과 민첩성을 자연스럽게 높여준다. 이는 넘어짐 사고 예방과 신체 조절 능력 향상에도 도움이 된다.

- **스트레스 해소 및 정신 건강 증진:** 숲속의 공기와 경치는 스트레스를 줄이고 마음의 평화를 가져다준다. 자연 속 활동은 우울감 감소와 기분 전환에도 긍정적이다.

- **뼈 밀도 증가 및 체중 관리:** 등산은 체중 부하 운동으로 뼈에 자극을 줘 뼈 밀도를 높이는 데 효과적이다. 꾸준한 활동으로 칼로리 소모를 촉진하여 체중 관리에도 유리하다.

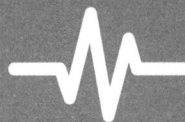

02
등산 II

기본적인 준비를 하고
산에 오르는 게 사고를 줄인다

| 운동 자문 인용 |

임갑승 대한산악연맹 등산 강사 겸 등산교육원 전임교수 & 교육이사

"고가의 기능성 등산복은 필요 없고
편한 옷을 여러 벌 입는 게 좋다.
신발도 정답은 없지만
그래도 운동화보다는 등산화가 좋다."

● 등산객의 복장은 각양각색이다. 다양한 기능성을 갖춘 고가의 옷을 착용한 사람부터 편안한 면티에 청바지 차림을 한 사람까지, 산에서는 다양한 스타일을 목격할 수 있다. 결론부터 이야기하면 복장에 정답은 없다.

임갑승 대한산악연맹 교육이사는 "본인에게 편한 것이 가장 좋다"며 "굳이 근교 야산을 가는데 다 갖춰 입고 갈 필요는 없다. 꼭 고가의 기능성 복장이 필요하지는 않다"고 말한다.

다만 주의해야 하는 부분이 있다. 갑작스럽게 비가 오거나 추워질 수 있는 것을 대비해야 한다. 무더운 여름에도 산 정상에 오르면 바람이 불고 기온이 급격히 낮아질 수 있기 때문이다.

임 이사는 비가 오거나 추위에 대비한 여벌의 옷을 챙겨가는 것이 필요하다고 강조한다. 그는 "산에 오를 때 레깅스, 면 티셔츠 등 무엇을 입어도 상관없다"면서도 "하지만 갑자기 비가 오거나 바람이 불면 체감 온도가 떨어진다. 한여름에도 (체감 온도가) 영하까지 내려갈 수 있다. 그런 것에 대비해 윈드재킷(바람막이) 등을 배낭 안에 넣어가는 것을 권장한다"고 설명한다.

포인트는 체온을 잘 유지하는 것이다. 방수, 윈드재킷뿐 아니라 강풍에 대비해 머리를 보호할 수 있는 모자 등도 챙긴다면 혹시 모를 상황에 대처할 수 있다. 이에 앞서 산에 오르기 전 일기예보를 정확히 체크하는 것도 필요하다.

가장 중요한 것은 계절과 등산 코스에 맞는 소재를 선택하는 것이다. 여름철에는 땀을 빠르게 흡수하고 배출하는 흡습속건(땀과 수분을 빠르게 흡수하고 건조시키는 기능성 섬유의 특성) 기능이 필수적이다. 땀이 마르지 않으면 체온이 급격히 떨어져 위험할 수 있다.

겨울철에는 보온성이 가장 중요하기 때문에 눈이나 비에 대비해 방수 및 방풍 기능도 갖춰야 한다. 면 소재는 땀을 흡수하면 잘 마르지 않기 때문에 등산복으로는 피하는 게 좋다.

다음은 활동성과 편안함이다. 등산복은 몸을 자유롭게 움직일 수 있도록 너무 꽉 끼지 않으면서도, 너무 헐렁하지 않아야 한다. 관절 부위는 신축성이 좋은 소재를 사용했는지 확인하고, 움직임이 많은 어깨나 무릎 부분은 입어보고 팔다리를 움직여보면서 불편함이 없는지 확인해야 한다. 옷이 불편하면 산행 중 집중력이 흐트러지거나 마찰로 인한 쓸림이 생길 수 있다.

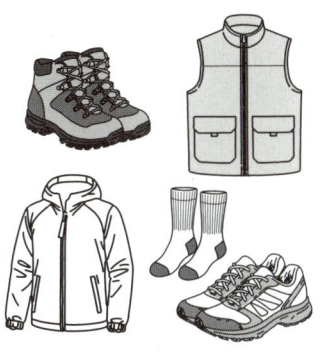

> 등산은 쉽게 접근할 수 있는 장점이 많은 운동이지만, 안전하고 즐거운 산행을 위해 출발 전 장비와 등산 정보를 꼼꼼하게 확인하는 준비 과정이 반드시 필요하다.

마지막으로, 안전과 기능적인 요소도 고려해야 한다. 어두운 시간에도 눈에 잘 띄도록 반사 소재가 적용되었는지 확인하면 좋고, 작은 소지품을 보관할 수 있는 지퍼 달린 주머니가 충분한지도 확인한다. 배낭을 멨을 때 어깨나 허리 부분이 쓸리지 않도록 박음질이나 소재가 잘 처리되었는지도 살펴보는 게 좋다.

산에 오를 때 복장뿐 아니라 어떤 신발을 신어야 할지도 고민되는 부분이다. 특히 수십, 수백 가지가 넘는 등산화의 경우 꼭 착용해야 하는지 궁금할 때가 있다.

임 이사는 "등산화도 천차만별인데 당연히 비싼 것이 좋다"며 "하지만 굳이 가벼운 산에 오를 때는 고가의 기능성 신발을 신을 필요는 없다"고 말한다.

등산화의 경우 기본적으로 발목을 잡아줄 수 있는 것이 도움이 될 수 있다. 국내 산의 경우 바위가 많아 발목을 접질릴 수 있기 때문이다. 그렇다고 굳이 여름에 두꺼운 기능성 등산화를 신을 필요는 없다. 높은 산이 아닌 근교의 산에 오를 경우 오히려 땀 배출이 잘 안 될 수 있고, 무거운 기능성화는 장시간 걸으면 피로를 더 느낄 수 있다.

임 이사는 "산에 오를 때 정해진 신발은 없다. 운동화를 신고서 산에 올라도 전혀 문제 될 것은 없다"면서도 "그래도 등산화 정도는 챙겨 가면 좋다. 운동화를 신고 간다면 (산에서) 사고가 났을 때 더 크게 다칠 수 있다"고 말한다.

등산화를 고를 때는 등산 양말을 고려해 사이즈를 선택해야 한다. 등산 양말은 일반 양말과 달리 발바닥 부분이 두껍다. 등산화를 고를 때는 평소 신는 운동화보다 새끼손가락이 들어갈 수 있을 정도의 여유가 있는 사이즈를 고르면 좋다.

| 등산을 할 때 주의할 점

- **날씨 및 등산로 확인:** 등산 전에는 반드시 해당 지역의 날씨 예보를 확인하고, 갈 등산로의 난이도와 상태를 미리 파악해야 한다. 갑작스러운 기상 변화나 예상치 못한 험난한 길은 사고로 이어질 수 있다.

- **적절한 장비 착용:** 미끄럼 방지 기능이 있는 등산화와 체온 유지를 위한 겹쳐 입을 옷을 준비해야 한다. 배낭에는 식수, 비상식량, 구급약 등을 챙겨 만일의 사태에 대비해야 한다.

- **자신의 체력 수준 고려:** 무리한 장시간 산행이나 급경사 오르기는 피해야 한다. 주기적으로 쉬고 수분을 충분히 섭취해야 탈진과 부상을 막을 수 있다.

- **길 잃음 방지 및 안전 수칙 준수:** 정해진 등산로를 벗어나지 말고 표지판을 잘 확인해야 한다. 혼자 등산을 할 때는 행선지를 알리고 해가 지기 전에 하산을 완료하는 것이 좋다.

- **자연 보호 및 쓰레기 되가져오기:** 등산 중에는 식물과 야생 동물을 존중하고, 쓰레기는 반드시 다시 가져와야 한다. 자연 훼손을 최소화하여 모두가 아름다운 산을 즐기도록 노력해야 한다.

03
러닝 I

가장 친숙한 운동이나
'무작정 달리기'는 오히려 해가 된다

| 운동 자문 인용 |
최재빈 러닝코치

> "잘못된 러닝화 착용은
> 면허를 따자마자 스포츠카를 모는 격이다.
> 건강한 달리기는
> '내 발 파악하기'에서 시작된다."

● 달리기는 누구나 쉽게 할 수 있는 가장 친숙한 운동이다. 편한 운동화와 운동복만 있으면 장소도 크게 구애받지 않는다.

건강에 대한 관심이 날로 높아지면서 너도나도 운동 하나씩은 취미나 의무감으로 하고 있는 요즘, 남녀노소 누구나 어디에서든 쉽게 할 수 있는 달리기에 대한 관심이 뜨겁다. 다른 종목에 비해 초기 투자비용도 적은 편이다.

달리기 동호회는 수를 파악하기도 어려운 수준이다. 꼭 동아리에 가입해야 하는 것도 아니다. 우리가 지내는 곳곳에서 혼자 또는 삼삼오오 달리는 사람들을 쉽게 볼 수 있다. 마음만 먹으면 뛸 수 있다.

누구나 쉽게 할 수 있는 달리기지만 무작정 달리다가는 오히려 몸을 망가뜨릴 수 있다.

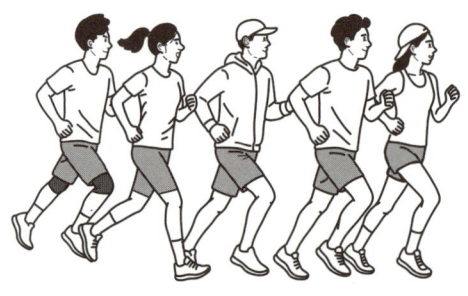

> 달리기 동호회의 수가 매우 많고, 동아리에 가입하지 않아도 혼자 또는 소규모로 달리는 사람들을 어디서나 쉽게 찾아볼 수 있을 정도로 달리기는 보편적인 활동이다.

육상 선수 출신으로 8년차 러닝 코치로 일하며 지금도 매일 달리고 있는 최재빈 러닝코치는 달리기 예찬론을 펼치면서도 가장 중요한 것은 "아프지 않고 건강하게 달리는 것"이라고 강조한다.

달리는 인구는 기하급수적으로 늘고 있지만 의욕만으로 달리다가는 오히려 병원 신세를 지고 더 큰 부상을 입을 수도 있다는 조언이다.

최 코치는 "달리기는 장소 제약도 없고, 돈도 들지 않기 때문에 많은 인기를 끌고 있다"면서도 "하지만 무턱대고 달렸다가는 오히려 무릎이나 발목, 햄스트링 등에 부상을 입을 수 있기 때문에 주의를 기울여야 한다"고 조언한다.

부상을 방지하기 위한 첫 번째 단계는 자신의 발을 잘 파악해서 그에 적합한 러닝화를 구매하는 것이다.

최 코치는 가급적 자신의 발을 분석한 뒤 신발을 선택할 것을 권한다. 최근에는 러닝화를 파는 매장 등에서 발 모양에 대한 풋 스캐닝 서비스 등을 진행하고 있다.

그는 "평발을 비롯해 사람들의 발 모양은 다 다르다"면서 "정말 다양한 종류의 러닝화가 있으니 자신의 발을 분석한 뒤에 신발을 선택했으면 한다. 부상을 당하지 않으려면 자신의 발이 어떤 형태인지를 확인하고 잘 맞는 러닝화를 착용해야 한다"고 조언한다.

실제로 최근 유행하는 운동화 중에는 앞꿈치로 달리는(포어풋) 아프리카 선수들의 주법에 맞춘 포어풋 카본화가 많다. 그러나 일반인들이 잘 모르고 신었다가는 오히려 발 건강을 해칠 수 있다.

최 코치는 "카본화의 경우 근력이 부족한 일반인들이 소화하기 어렵다"며 "자동차로 치면 운전면허를 따자마자 스포츠카를 타는 셈이다. 기본적인 근력이 갖춰져 있지 않다면 오히려 종아리 파열이나 발목 염좌 등도 생길 수 있다"고 말한다.

달리기를 할 때는 복장도 중요하다. 무작정 아무 옷이나 입기보다는 몇 가지 고려할 점이 있다.

가장 중요한 건 땀 배출과 통기성이다. 면 티셔츠는 땀을 흡수하면 축축하고 무거워져 체온을 떨어뜨릴 수 있으므로 피해야 한다.

대신 폴리에스터나 나일론 같은 기능성 소재로 된 옷을 입어야 한다. 이런 소재들은 땀을 빠르게 흡수해서 바깥으로 배출하고 빨리 말려줘서 운동 내내 쾌적함을 유지할 수 있다.

상의는 몸에 너무 붙지 않으면서도 움직임을 방해하지 않는 루즈핏이나 레귤러핏이 좋고, 하의는 활동성과 쓸림 방지가 핵심이다. 반바지는 자유로운 움직임을 제공하지만 긴 바지나 레깅스가 근육을 잡아주고 체온 유지에도 도움을 준다. 레깅스를 입을 때는 봉제선이 피부에 쓸리지 않도록 부드러운 소재와 플랫한(표면이 평평하게 처리된) 봉제 방식을 선택하는 게 좋다.

속옷도 중요하다. 특히 남성 러너들은 서포트 기능이 있는 속옷을 착용해 불필요한 움직임을 줄이는 것이 좋다. 여성 러너라면 스포츠브라는 필수다. 격렬한 움직임에도 가슴을 안정적으로 지지해 주어 불편함을 줄이고 부상을 예방할 수 있다.

달리기 주법은 크게 뒤꿈치를 사용하는 리어풋, 발 중앙을 모두 쓰는 미드풋, 앞꿈치를 이용하는 포어풋 등이 있는데 무엇이 낫다, 나쁘다 정해진 정답이 없다는 게 전문가들의 공통된 의견이다. 다만, 포어풋 주법의 경우 아직 근력이 갖춰져 있지 않은 러닝 초보자들이 구사할 경우 자칫 큰 부상을 초래할 수 있다고 조언한다.

l 러닝이 건강에 좋은 점

- **심혈관 건강 증진:** 꾸준히 러닝을 하면 심장과 폐의 기능이 강화되어 혈액 순환이 원활해진다. 이는 고혈압과 심장질환의 위험을 낮추는 데 매우 효과적이다.

- **체중 관리 및 체지방 감소:** 러닝은 칼로리 소모가 높은 대표적인 유산소 운동이다. 규칙적인 러닝은 체지방을 효과적으로 연소시키고 건강한 체중을 유지하는 데 도움을 준다.

- **뼈 밀도 증가 및 골다공증 예방:** 러닝은 체중 부하 운동으로, 뼈에 적절한 스트레스를 주어 뼈 밀도를 높인다. 이는 뼈를 튼튼하게 하고, 골다공증 예방에도 긍정적인 영향을 미친다.

- **스트레스 해소 및 정신 건강 향상:** 러닝 시 분비되는 엔도르핀은 기분을 좋게 하고 스트레스를 줄여준다. 꾸준한 신체 활동은 우울감 감소와 수면의 질 향상에도 기여한다.

- **하체 근력 및 지구력 강화:** 지속적인 달리기 활동은 허벅지, 종아리, 둔근 등 하체 근육을 단련하고 지구력을 향상시킨다. 이는 일상 활동 능력을 높이고 피로감을 줄이는 데 효과적이다.

04
러닝 II

러닝 초보자들은
부상을 가장 경계해야 한다

| 운동 자문 인용 |

가와우치 유키 일본 공무원 마라토너
최재빈 러닝코치

> "거리에 집착하는 것은 독이며,
> 욕심내는 순간 부상이 온다.
> 3분 뛰고 2분 걷기 등
> 단계적으로 강도를 높여야 한다."

● 러닝 초보자들이 가장 경계해야 하는 것은 바로 부상이다. 한국인의 특성상 조금 아파도 참고 견디면 나아질 것이라고 생각하는 경우가 많은데, 러닝에서 가장 위험한 것이 바로 참고 뛰는 것이다.

최재빈 러닝코치는 "내 몸이 주는 작은 통증에도 귀 기울여야 한다. 참고 뛰는 것이 가장 잘못된 것"이라며 "자동차로 치면 타이어 펑크(부상)가 났는데 운전(달리기)을 계속하는 것처럼 위험한 행동"이라고 설명한다.

부상 방지를 위해 필요한 것 중 하나는 출발 전 충분한 스트레칭이다. 너무 길지 않게 10분에서 15분 정도 무릎, 발목 등을 천천히 풀어준다.

　서서히 무릎 들기, 제자리 뛰기 등을 통해 맥박수를 올려주면서 상·하체를 모두 스트레칭한다. 날씨가 쌀쌀한 경우에는 밖에서 몸을 풀기보다 집이나 실내에서 웜업을 하고 나오는 것을 권장한다.

　올바른 달리기 방법을 숙지하는 것도 필요하다. 1분에 180회가량 걸음으로 달리되 처음부터 곧바로 달리기보다 서서히 걷다가 뛰는 것이 좋다. 시선은 전방을 바라보며 누가 정수리를 잡아서 올려준다는 느낌으로 배에 살짝 힘을 주고 등과 허리를 곧게 펴줘야 한다.

　주먹은 가볍게 쥐고 팔꿈치 각도는 90도로 하되 뒤로 팔을 보내는 느낌으로 손을 움직여야 한다. 주먹이 부드럽게 명치와 골반 옆을 지난다고 생각하면 편하다. 팔이 너무 좌우로 흔들리면 하체에 무게가 가중되기 때문에 팔은 최대한 콤팩트하게 움직여야 한다.

　최근 열리는 달리기 대회는 크게 5㎞, 10㎞, 하프 마라톤(21.28㎞), 풀코스 마라톤(42.195㎞) 등으로 나뉜다. 처음에는 5㎞를 목표로 하되 서서히 거리를 늘려나가는 것이 중요하다.

　일본에서 '공무원 마라토너'로 유명한 가와우치 유키는 "매일 얼마만큼씩 달리기를 해야 하느냐"는 질문에 "애매하게 꾸준히 뛰어라"고 조언하고 있다.

　가와우치는 공무원으로 '2011년 도쿄 마라톤'에서 3위, '2014년 인천 아시안게임'에서 동메달을 획득해 유명해진 인물이다. 동네에서 취미 삼아 뛰었던 그는 세계에서 가장 유명한 러너이자 가장 독특한 마라토너로 꼽힌다.

가와우치는 달리기를 잘하는 비법을 묻는 질문에 "처음부터 절대 무리하지 않고, 6개월에서 1년 이상 꾸준히 뛰면서 몸을 만들어야 한다"고 강조한다.

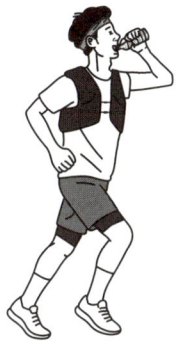

달리는 동안에는 목이 마르기 전에 미리 조금씩 자주 물을 마시는 것이 중요하며, 너무 많이 마시거나 아예 마시지 않는 것은 둘 다 좋지 않다.

일반인들을 지도하고 있는 최재빈 러닝코치도 비슷한 조언을 한다. 처음 일주일간 2㎞를 시작으로 마일리지를 쌓는 것처럼 5㎞까지 늘려가라고 말한다.

무턱대고 달리는 것이 아니라 이를 테면 3분간 뛰고 2분간 걷는 식으로 기초를 탄탄히 한 뒤, 단계적으로 거리를 늘려 나가는 것이 좋다. '3분 뛰기 - 2분 걷기'가 익숙해진다면 '4분 뛰기 - 1분 걷기' 식으로 강도를 서서히 높여야 한다.

단순 수치인 거리보다는 서서히 강도를 높이는 것이 포인트다. '이번 주 5km - 다음 주 6km' 식으로 거리에 집착하는 것은 바람직하지 않다. 예를 들어, 1, 2, 3주차까지 거리를 올렸으면 4주차에 다시 내리는 식으로 '업다운'을 해야 부상을 예방할 수 있다.

일정 시간 이상을 달리면 무한정 뛰고 싶은 충동이 생기는 '러너스 하이(runner's high)' 효과가 발생하는데, 초보자의 경우 30분 이내에 운동을 마치는 것이 좋다.

최 코치는 "달리기에서 중요한 것은 첫째도 둘째도 욕심내지 않는 것이다"며 "욕심을 내는 순간 부상이 오고, 그렇게 되면 그 동안 쌓았던 것들이 다 날아가고 리셋(초기화)된다"고 말한다.

달리기에 정답은 없지만 5주 기준으로 한 번에 5km 뛸 수 있게 만들어 놓고, 입문 100일 정도 됐을 때 10km를 뛰는 것을 권장한다.

자신감이 넘쳐 10K(10km 달리기 대회)를 완주했다고 곧바로 하프에 도전했다가는 부상이 올 수 있기 때문에 몇 차례 10K를 반복하며 기록을 높이고, 이후 하프 코스, 2년 차에 풀코스에 도전하는 것이 좋다.

러닝 중에 수분 섭취는 갈증을 느끼기 전에 미리 조금씩 마시는 것이 좋다. 너무 과도하게 마시면 뛰는 데 힘들다. 하지만 수분을 섭취하지 않는 것도 몸에 무리가 갈 수 있기 때문에 조금씩, 자주 마시는 것이 포인트다.

러닝을 할 때 주의할 점

- **충분한 준비 및 정리 운동:** 러닝 전 가벼운 조깅과 동적 스트레칭으로 몸을 데우고, 러닝 후에는 정적 스트레칭으로 근육을 이완시켜 부상을 막고 회복을 도와야 한다.

- **올바른 자세 유지:** 고개를 들고 정면을 보며, 어깨는 이완하고 팔은 자연스럽게 움직여야 한다. 착지할 때는 발 중앙으로 부드럽게 닿아 무릎 충격을 줄이는 데 주의해야 한다.

- **적절한 러닝화 선택:** 자신의 발과 스타일에 맞는 러닝화를 선택하는 것이 중요하다. 쿠션이 닳거나 수명이 다한 신발은 발, 무릎, 허리에 무리를 줄 수 있기 때문에 주기적으로 교체해야 한다.

- **점진적인 훈련 강도 증가:** 처음부터 무리하게 장거리나 속도를 내면 안 된다. 자신의 체력에 맞춰 거리와 속도를 서서히 늘려야 부상 위험을 줄이고 꾸준히 운동할 수 있다.

- **수분 섭취 및 환경 확인:** 러닝 중에는 충분한 수분을 섭취해 탈수를 예방해야 한다. 달리는 코스의 노면 상태나 날씨를 확인하고, 야간 러닝을 할 때는 밝은 옷과 안전등을 착용하여 안전에 유의해야 한다.

05
자전거 타기 I

몸에 맞는 자전거를 구입해야
부상을 예방할 수 있다

●

| 운동 자문 인용 |

이주미 국민체육진흥공단 사이클팀 선수

> "초심자들은 판매점에서
> 상담을 통해 모델을 선택해야 한다.
> 20분간의 준비 운동은 필수이며,
> 유산소 운동으로 체온을 높여야 한다."

● 사이클은 접근성이 좋은 운동이다. 자전거 타는 법을 배우기 위해 학원에 다니거나 선생님을 고용하는 일은 거의 없다. 누군가는 어렸을 적 부모님에게, 누군가는 애인이나 친구에게, 각자의 방법으로 집 앞 공터에서 자전거 걸음마를 뗀 기억이 있을 것이다.

어떤 방법으로든 자전거 타는 법을 배웠을 것이므로, 사이클은 누구나 쉽게 시작할 수 있는 운동이다. 대표적인 유산소 운동으로 걷기나 달리기보다 효과도 크다.

칼로리 소모가 많고 하체근력 강화, 심폐 지구력 향상에 도움이 되기 때문에 다이어트를 하거나 체력을 기르고 싶은 사람들에게 사이클은 제격이다. 아울러 날씨 좋은 날 바람을 맞으며 자전거를 타는 것은 정서적인 건강에도 좋다.

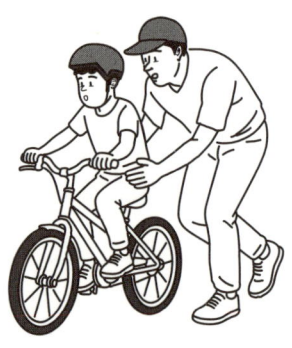

> 자전거 타는 법을 이미 알고 있으므로 누구나 쉽게 시작할 수 있는 사이클은 걷기나 달리기보다 효과가 큰 대표적인 유산소 운동이다.

사이클이 다른 운동에 비해 접하기 쉬운 운동이기는 하지만 기초를 제대로 정립하는 것이 중요하다. 그렇게 하지 않고 무작정 시작한다면 부상은 물론 운동 효과도 반감될 수 있다.

사이클을 시작하기 전에 가장 먼저 해야 할 것은 자전거 선택이다. 결국 사이클은 자전거를 타는 운동이기 때문이다. 자전거는 용도별, 가격별로 다양하다. 흔히 사이클에 입문하는 사람들 중 비싼 자전거를 고르면 좋지 않을까 생각하는 사람들도 있는데 이는 오산이다.

2018년 자카르타-팔렘방 사이클 여자 3000m 개인추발 금메달리

스트이자 국민체육진흥공단 사이클팀 이주미 선수는 "자전거를 안전하게 타기 위해서는 어떤 용도로 사용할지를 우선 결정해야 한다"며 "초보자분들이나 가볍게 운동을 즐기기 위해서 타는 경우 선택 기준은 자기 몸에 맞는지 여부"라고 조언한다.

이어 "자신의 체형에 맞지 않는데도 비싼 자전거를 선택하면 허리와 무릎에 무리가 올 수 있어 위험하다"고 강조한다. 그러면서 "보통 숙련자들은 자전거에 붙어있는 지오메트리(사람별 신체사이즈)를 보고 자전거를 선택할 수 있지만 초심자의 경우에는 자전거 판매점에서 상담을 통해 체형에 맞는 자전거를 선택하는 것을 추천한다"고 말한다.

용도별 자전거 선택 기준과 관련해서 숙련자들의 경우에는 용도에 맞춰 MTB 자전거(산악자전기)나 로드자전거를 선택하면 되지만, 초보자들에게는 하이브리드 자전거(여러 장르의 부품을 혼합한 자전거)나 여성분의 경우 미니벨로 자전거가 좋다.

사이클도 본격적으로 타기 전에 부상 방지를 위해 준비 운동이 필요하다. 이 선수는 준비 운동 시간으로 최소 20분을 강조한다. 다만, 우리가 흔히 알고 있는 스트레칭만 준비 운동에 포함되는 것이 아니다.

그는 "준비 운동의 개념은 몸을 푼다는 것보다 몸의 온도를 높인다는 의미"라며 "자전거를 타는 경우 근력을 많이 쓰기 때문에 체온을 높여 근육의 긴장감을 풀어줘야 한다"고 말한다.

이어 "체온을 높이기 위해서는 스트레칭으로 손목, 발목, 무릎 등을 돌려주면서 동시에 조깅이나 제자리걸음 등 동적으로 움직이는 행동도 필요하다"며 "20분이 긴 시간이라고 느껴질 수 있지만 이렇게 하다 보면 금방 지나간다"고 설명한다.

이주미 선수는 준비 운동만큼 마무리 운동의 필요성도 강조한다. 자전거를 타는 동안 심박수는 평소보다 훨씬 높아져 있고, 혈액은 활발하게 근육으로 공급된다. 그런데 갑자기 운동을 멈추면 심장이 빠르게 뛰던 상태에서 갑자기 정지하게 되고, 혈액 순환이 급격히 느려지면서 혈액이 하체에 몰리는 현상이 발생할 수 있다. 이로 인해 어지럼증을 느끼거나 심하면 기절할 수도 있다.

마무리 운동은 심박수를 서서히 낮추고 혈액 순환을 부드럽게 정상화시켜 이런 위험을 줄여준다. 가볍게 페달을 돌리며 강도를 점진적으로 줄여 나가는 것이 가장 효과적이다.

그는 "이미 근육이 많이 손상돼 있기 때문에 마무리 운동을 하지 않을 경우 다음 날 컨디션에 지장을 많이 줄 수 있다"고 말한다. 그러면서 "요즘 선수들도 많이 사용하는 폼롤러로 근육을 이완시켜 주면 효과가 좋다"며 "운동 후에 10~20분 정도 마무리 운동을 해줘야 운동을 꾸준히 할 수 있다"고 조언한다.

| 자전거 타기가 건강에 좋은 점

- **심혈관 건강 향상:** 꾸준히 자전거를 타면 심장 박동수가 증가하고 혈액 순환이 원활해진다. 이는 심장 기능을 강화하고 고혈압, 심장병 등 심혈관질환의 위험을 낮추는 데 효과적이다.

- **하체 근력 및 지구력 강화:** 페달링은 허벅지, 종아리, 둔근 등 하체 근육을 단련시킨다. 이는 하체 근력과 근지구력을 높이고, 관절 부담 없이 운동 효과를 얻게 한다.

- **체중 관리 및 체지방 감소:** 자전거 타기는 칼로리 소모가 높은 유산소 운동이다. 꾸준히 타면 체지방 감소와 건강한 체중 유지에 큰 도움이 된다.

- **스트레스 해소 및 정신 건강 증진:** 야외에서 자전거를 타는 것은 스트레스를 해소하고 기분을 전환시킨다. 햇볕을 통한 비타민D 합성과 자연 속 상쾌함은 정신 건강에 긍정적인 효과가 있다.

- **관절 부담 감소:** 달리기에 비해 무릎이나 발목 관절에 가해지는 부담이 적다. 관절이 안 좋거나 과체중인 사람도 비교적 안전하게 즐길 수 있는 운동이다.

06
자전거 타기 II

자전거를 타는 올바른 자세와
안전 운전이 부상을 예방한다

| 운동 자문 인용 |

이주미 국민체육진흥공단 사이클팀 선수

> "처음부터 무리하면
> 다시는 자전거를 타지 않게 된다.
> 초심자 적정 운동 시간은 20~30분이며
> 차츰 10분씩 늘려야 한다."

● 자전거를 오래 탈 경우 사람들이 가장 많이 통증을 느끼는 부위 중 하나가 허리다. 등이 굽은 채로 자전거를 타는 경우가 많기 때문이다.

이주미 국민체육진흥공단 사이클팀 선수는 이는 대단히 잘못된 방식이라고 꼬집는다. 상체가 앞으로 기울어 있어도 허리는 편 상태로 고정해야 허리 부상을 방지할 수 있기 때문이다.

그는 "사이클 선수가 허리를 굽힌 채 타는 이유는 바람의 저항을 최대한 줄이기 위함"이라며 "그렇기 때문에 사이클 선수 중에도 디스크를 안고 있는 선수들이 많다"고 말한다.

이어 "자전거를 탈 때 가장 좋은 자세는 전방을 주시할 수 있는 정도로 상체를 기울이면서도 허리를 편 채 고정시키는 것"이라며 "엉덩이와 허리, 복부를 잘 고정시킨 다음에 상체 힘을 빼면 허리에 부담이 없을 것"이라고 설명한다.

본격적으로 사이클로 운동을 시작하는 사람들이 지켜야 하는 것은 처음부터 과한 목표를 세우지 않는 것이다. 보통 사람들은 사이클이 러닝보다 부담이 없어서 시작부터 한강 횡단 등 무리한 목표를 세우기 쉽다. 그러나 이럴 경우 바로 다음 날부터 후유증으로 자전거를 못 탈 것이라는 게 이 선수의 조언이다.

이 선수는 "꾸준히 운동을 할 사람이라면 처음에는 20~30분을 타는 것을 목표로 하는 것이 좋다"며 "그럴 경우 5~10㎞ 정도 이동하게 되는데, 이 정도만 해도 운동을 안 했던 사람 기준으로는 충분한 운동량"이라고 말한다.

이어 "시간이 지나면서 근력이 붙었다 생각되면 그때 10분씩 운동 시간을 늘려주는 것이 좋다"며 "꾸준하게 운동을 하려면 적은 양을 하더라도 다음 날 이어갈 수 있어야 한다"고 강조한다. 그러면서 "만약 무리해서 1시간이고 2시간이고 자전거를 탈 경우, 산 자전거를 창고에 박아놓게 될 것"이라고 경고한다.

끝으로, 이 선수는 여럿이 함께 사이클을 탈 수 있는 방법에 관해서도 설명한다.

그는 "자전거를 탈 때 일렬로 탈 경우 뒷사람은 앞 사람의 30%밖에 힘을 쓰지 않는다"며 "서로 위치를 바꿔가며 자전거를 탈 경우 더 먼 거리를 무리 없이 갈 수 있다"고 말한다.

자전거에 익숙해지면 도로로 나가 자전거를 탈 때도 생기게 되는데, 이 경우 안전은 아무리 강조해도 지나치지 않다. 몇 가지 중요한 주의사항을 반드시 기억해야 한다.

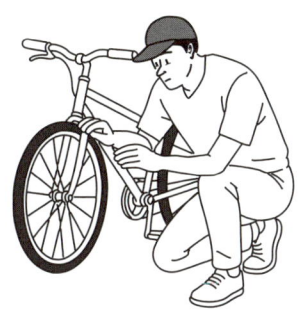

사고를 예방하려면 항상 타이어 공기압, 브레이크, 체인 등 자전거의 기본적인 상태를 점검하는 습관을 들여야 한다.

가장 중요한 건 교통 법규를 철저히 지키는 것이다. 자전거도 '차'로 분류되므로, 자동차와 똑같이 '도로교통법'을 따라야 한다. 신호등 준수, 정지선 지키기, 보행자 보호는 기본 중의 기본이다. 역주행은 절대 금물이고, 횡단보도를 건널 때는 내려서 끌고 가는 게 원칙이다. 또한 자전거 전용도로가 있다면 그곳을 이용하는 것이 가장 안전하다.

안전 장비 착용은 생명과 직결되기 때문에 헬멧은 필수로 착용하고, 장갑과 보호대도 착용하는 것이 좋다. 어두울 때는 전조등과 후미등을 꼭 켜서 내 존재를 다른 운전자와 보행자에게 알려야 하고, 반사 스티커나 밝은 색 옷을 입는 것도 시인성을 높이는 좋은 방법이다.

주변 상황을 끊임없이 주시하는 습관도 필요하다. 전방만 보는 게 아니라 백미러를 자주 확인하고 어깨 너머로 뒤를 돌아보며 사각지대를 확인해야 한다.

특히, 차들이 갑자기 문을 열거나 보행자가 튀어나올 수 있기 때문에 항상 예측하고 대비해야 한다. 이어폰을 끼고 음악을 듣거나 스마트폰을 보는 행위는 자전거 도로에서 사고를 유발하는 가장 위험한 행동 중 하나로 절대 하면 안 된다.

마지막으로, 자전거 상태를 항상 점검하는 습관을 들여야 한다. 타이어 공기압은 적절한지, 브레이크는 잘 작동하는지, 체인은 깨끗한지 등 기본적인 점검만으로도 사고를 예방할 수 있다. 안전은 스스로 챙기는 것이 가장 중요하다.

자전거를 탈 때 주의할 점

- **안전 장비 착용:** 헬멧은 사고 시 머리 부상을 크게 줄여주므로 반드시 착용해야 한다. 장갑, 보호대 등 다른 안전 장비도 필요에 따라 착용하여 부상을 예방하는 것이 좋다.

- **자전거 점검 및 관리:** 타이어 공기압, 브레이크, 체인 등 자전거 상태를 주기적으로 점검해야 한다. 이는 갑작스러운 고장으로 인한 사고를 막는 데 필수적이다.

- **교통 법규 준수 및 안전 운전 습관:** 일반 도로 주행 시 차선과 신호를 반드시 준수해야 한다. 보행자나 차량과 안전거리를 유지하고 항상 주변을 주시해야 한다.

- **기상 조건 및 시야 확보:** 비가 오거나 길이 미끄러울 때는 자전거 타기를 자제하는 게 좋다. 야간에는 전조등, 후미등을 켜고 밝은 옷을 입어 시야를 확보해야 한다.

- **자신의 체력 수준 고려:** 무리한 장거리나 오르막길은 탈진이나 부상을 유발할 수 있다. 자신의 체력에 맞춰 코스와 거리를 선택하고, 충분히 휴식하며 라이딩해야 한다.

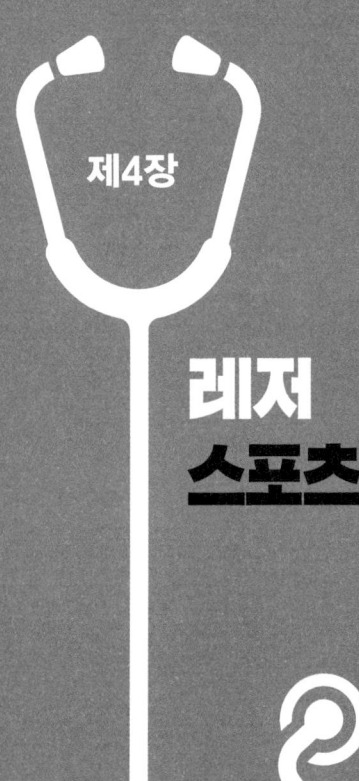

제4장 레저 스포츠

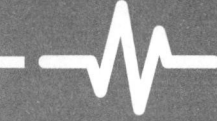

01
수영 |

대표 유산소 운동으로
자전거보다 칼로리 소모가 높다

| 운동 자문 인용 |

신형수 코치

> "하루 2시간을 넘지 말고,
> 일주일에 최소 3회 이상이 좋은 수영법이다.
> 자유형·배영·접영·평영 등 4가지 영법에서
> 주의할 점은 제각각이다."

● 물속이라는 특수한 환경에서 진행하는 수영은 에너지 소비량이 큰 대표적 유산소 운동이다. 물의 저항을 온몸에 받기 때문에 전신의 근육을 골고루 사용해 단련할 수 있다.

부상 위험이 적으면서 건강의 효과를 극대화할 수 있을 뿐만 아니라 지루하지 않은 운동이기 때문에 남녀노소 많은 사랑을 받는 스포츠다.

대표적인 좋은 운동으로 꼽히는 수영의 장점은 상당히 많다. 폐 기능을 강화해 심혈관계 질환 위험률을 떨어뜨리며, 온몸의 긴장을 풀어줘 근육을 이완시키고 피부도 매끄러워질 수 있다.

1시간 동안 수영한다고 가정했을 때 자전거를 타는 것보다 두 배 많은 약 700cal를 소모해 다이어트 효과도 크다. 또한 실내 수영장을 이용하면 날씨에 구애받지 않고 사계절 내내 할 수 있다.

수영은 하루에 2시간 이하로, 일주일에 3회 이상 하는 것이 좋다. 규칙적으로 해야 효과를 볼 수 있다.

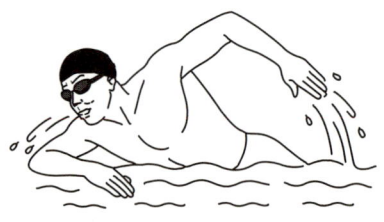

수영은 효과를 극대화하기 위해 매일 하는 것보다 일주일에 3회 이상 규칙적으로 하는 것이 좋고, 한 번에 2시간을 넘기지 않도록 하는 것이 좋다.

수영 국가대표 출신으로 아마추어와 엘리트 수영을 모두 지도한 신형수 코치는 "물속에서 하는 수영은 감각이 중요한 운동이다"며 "몸이 좋은 감각을 잃지 않은 상태로 규칙적으로 운동을 지속해야 (기량 등이) 좋아질 수 있다"고 말한다.

수영 국가대표는 훈련할 때 한 번 물에 들어가면 6,000m를 헤엄친다. 많게는 오전과 오후에 걸쳐 하루 두 차례 하기도 한다. 하지만 일반인이 전문 수영선수처럼 많은 운동량을 한다고 해서 기량이 향상되는 건 아니다.

신 코치는 "운동 시간보다는 효율성을 극대화하는 것이 중요하다"며 "하루 최대 2시간이면 충분하다"고 말한다. 수영은 체력 소모가 심하기 때문에 틈틈이 충분한 휴식도 필요하다. 또한 매일 수영하는 것보다 적어도 일주일에 하루 정도는 몸을 쉬게 해주는 것이 좋다.

수영을 마친 뒤에는 30분 안에 초코우유, 바나나 등 단백질 에너지를 섭취해 근육을 빠르게 회복해야 한다. 또한 너무 차갑거나 뜨거운 물을 피하고, 체온과 비슷한 온도의 미온수를 마시는 것이 좋다.

수영은 기본적으로 자유형, 배영, 접영, 평영 등 네 가지 영법이 있다. 초급자가 체육센터에 가서 수영 강좌를 신청할 경우, 가장 먼저 배우게 되는 영법은 자유형이다. 크롤(물 위를 기어가듯이 나아가는 모습) 영법이라고 불리는 자유형은 힘과 속도감이 뛰어나고 배우기도 쉽다. 또한 모든 영법의 기본이 되는 것으로 배영, 접영 등을 배울 때도 도움이 된다.

자유형을 잘하려면 팔을 입수한 다음에 어깨를 앞으로 밀어내는 동작인 글라이딩이 중요하다. 신 코치는 "글라이딩을 잘해야 안정적인 호흡을 할 수 있고, 무게 중심이 잘 이루어져 반대편 팔이 추진력의 방향성을 만들어낼 수 있다. 글라이딩을 할 때 마음이 급해서 빨리 팔을 당기면 안 된다"고 말한다.

코와 입이 수면 위에 나와 있어 호흡이 편한 배영은 자유형을 거꾸로 한 자세다. 턱을 가볍게 끌어당겨 머리의 각도를 30도 정도 올리고 엉덩이를 너무 내리면 안 된다.

배영의 핵심은 롤링 동작(몸통을 좌우로 회전시키는 동작)으로, 몸통의 회전을 통해 물의 저항을 줄여 스트로크의 가동성을 확보할 수 있다. 몸통을 좌우로 번갈아 45도 돌려 어깨가 턱 가까이 와야 하고, 이때 몸의 축이 되는 머리가 흔들려서는 안 된다. 또한 같은 타이밍에 한 손은 입수, 한 손은 피니시를 해야 한다.

'개구리헤엄'이라고 표현하는 접영은 물의 감각을 익히기에 좋다. 호흡이 자유롭고 안정적으로 할 수 있는 영법이어서 장시간 수영하는 데 효과적이다.

평영을 할 때는 머리를 너무 일찍 들면 안 된다. 신 코치는 "너무 앞만 보고 스트로크를 시작하기 전에 머리를 드는데, 이는 앞으로 나가야 할 타이밍에 브레이크를 밟는 것이다. 머리를 일찍 들면 물의 저항을 받게 돼 하체도 가라앉을 수 있다"고 설명한다.

나비가 나는 것 같은 접영은 4가지 영법 중 가장 어렵고 체력 소모도 크다. 정확한 기술이 필요하기 때문에 기본기를 탄탄히 하고 실력을 쌓은 뒤에 배워야 한다.

| 수영이 건강에 좋은 점

- **전신 근육 강화:** 물의 저항을 이용해 팔, 다리, 코어 등 모든 근육을 동시에 사용하게 된다. 이는 근력과 근지구력을 균형 있게 발달시키는 데 매우 효과적이다.

- **심폐 지구력 향상:** 꾸준히 수영을 하면 심장과 폐 기능이 강화되어 전반적인 심폐 지구력이 향상된다. 이는 혈액 순환을 촉진하고 심혈관질환 위험을 줄이는 데 도움이 된다.

- **관절 부담 감소:** 물속에서는 체중 부하가 적어 무릎이나 허리 등 관절에 가해지는 충격이 최소화된다. 따라서 관절이 약하거나 부상 위험이 있는 사람들도 안전하게 운동할 수 있다.

- **스트레스 해소 및 정신 건강 증진:** 물속에서의 부유감과 규칙적인 호흡은 심신을 안정시키고, 스트레스를 완화하는 데 도움을 준다. 수영 후 느껴지는 개운함은 정신 건강에도 긍정적인 영향을 미친다.

- **유연성 및 균형 감각 향상:** 다양한 영법을 구사하며 몸을 움직이는 과정에서 관절의 가동 범위가 넓어지고 유연성이 증진된다. 또한 물속에서 균형을 잡는 능력 또한 향상된다.

02
수영 II
물에 대한 공포 없애면
'맥주병'도 수영을 즐길 수 있다

●

| 운동 자문 인용 |

신형수 코치

"발차기 연습은 적금과 같아서
지루해도 계속해야 이자가 붙는다.
부상의 위험은 적지만,
무리하면 어깨를 다칠 수 있다."

● 수영은 중력의 영향을 덜 받고 물이 몸을 떠받쳐 주기 때문에 부상 위험이 크지 않다. 관절에 부담도 덜해 고령층도 큰 부담없이 할 수 있고, 임산부도 편하게 즐길 수 있다.

하지만 수영도 무리하면 크게 다칠 수 있다. 어깨의 회전 동작이 많은 수영의 특성상 부상은 대부분 어깨와 관련된 손상이 많다. 자신에게 맞는 수준을 벗어나는 것이 가장 큰 부상의 원인이다. 특히 기본기가 숙달되지 않는 상태에서 욕심을 내면 부상이 올 수 있다.

신 코치는 "일반적으로 수영을 하다 보면 기록 단축에 대한 욕심이 생긴다. 올바른 자세가 정립되지 않았는데 기록만 의식하다 보면 탈이 날 수 있다. 예를 들어, 유연성이 부족한 성인이 어깨의 가동 범위가 나오지 않는 데도 무리해서 '물잡기' 동작(팔이 물속에 들어간 직후, 물을 "잡아채는" 초기 동작)을 할 때 어깨 인대를 다칠 수 있다. 초보 때부터 동작 하나하나를 잘 습득해야 한다"고 강조한다.

수영 전에는 스트레칭으로 반드시 몸을 풀어줘야 부상을 방지할 수 있다. 준비 운동 없이 갑자기 물속으로 들어갈 경우 손과 발에 쥐가 날 수 있고, 냉수와 수압 등의 영향으로 심장에 무리를 줄 수 있다.

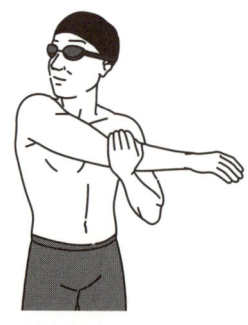

> 수영하기 전에는 스트레칭으로 몸을 풀어줘야 부상을 막을 수 있으며, 준비 운동 없이 갑자기 물에 들어가면 근육 경련이나 심장에 무리가 올 수 있다.

스트레칭은 몸에 부담을 주지 않는 선에서 머리부터 시작해 목, 어깨, 팔, 손, 허리, 무릎, 다리, 발목 순으로 해주는 게 좋다. 아울러 운동 전에 샤워하고 천천히 입수해야 물에 대한 적응 시간을 가진 몸에 충격이 덜해진다.

수영은 남녀노소 누구나 즐길 수 있다. 물을 무서워하거나 물속에 들어가면 몸이 가라앉는 사람도 꾸준하게 한다면 마음껏 헤엄칠 수 있다.

먼저, 물과 친해져 두려움을 없애야 한다. 수심이 얕은 수영장에서 시작해 얼굴, 몸을 차례로 물속에 담그면서 눈을 뜨고, 코와 입으로 숨을 내뱉는 호흡 연습을 해야 한다. 심리적 안정감을 줄 수 있는 주변의 멘탈 도움도 필요하다.

신 코치는 "머리가 물속으로 들어가면 몸에 힘이 엄청나게 들어가 비효율적인 에너지를 사용하게 된다. 공포감을 느끼지 않도록 '괜찮다', '편하게 하라'는 말을 반복적으로 해서 심리적 안정감을 심어줘야 한다"며 "공포감을 없애려면 시야 확보도 중요하기 때문에 시인성이 좋고, 착용감이 편한 수경을 쓰는 것도 도움이 된다"고 말한다.

초보가 수영하는 데 어려움을 느끼는 것 중 하나는 몸이 물에 쉽게 뜨지 않는 것이다. 유연성이 떨어지는 성인 남성은 특히 더 심한 편이다. 신 코치는 "성인 남성은 몸이 뻣뻣하고, 하체 근육도 많고, 무거워서 쉽게 가라앉는다. 같은 실력을 갖추고 있어도 남성이 여성보다 더 힘들어한다"며 "이를 극복하는 방법은 많은 시간을 투자해 연습하는 것뿐"이라고 말한다.

이어 "무엇보다 발차기 연습을 정말 많이 해야 한다"며 "발차기 연습은 일종의 적금과 같다. 힘들고 지루해도 꾸준하게 하면 이자가 붙어 기량이 향상되고, 좋은 수영을 할 수 있다"고 강조한다.

수영은 초급자가 빠르게 기량을 키워 중급자, 상급자 수준으로 올라가는 것이 쉽지 않다. 꾸준한 연습으로 천천히 발전하는 만큼 조급함을 가져서는 안 된다.

신 코치는 "잘하는 사람을 기준으로 삼아 스스로 힘들게 운동하는 사람도 많다. 스트레스를 받고, 과한 욕심에 다칠 수 있다. 어제의 자신보다 조금이라도 발전하는 걸 목표로 나아가야 한다"며 "아프지 않고 편한 마음으로 성실하게 헤엄친다면 어느 순간 발전된 자신을 발견할 수 있다"고 조언한다.

수영복 선택도 중요하다. 단순히 디자인만 보고 샀다가는 물속에서 불편하거나 금방 망가질 수 있다.

가장 중요한 것은 소재이다. 수영복은 물에 자주 닿고, 염소나 햇빛에 노출되기 때문에 내염소성이 강하고 내구성이 좋은 소재를 골라야 한다. 보통 폴리에스터나 스판덱스 혼방 소재가 많이 쓰이는데, 스판덱스 함량이 너무 높으면 빨리 늘어나기 때문에 적절한 비율을 선택하는 게 좋다. 탄탄하게 몸을 잡아주면서도 물에 잘 견디는 소재를 찾아보기를 권한다.

수영을 할 때 주의할 점

- **충분한 준비 운동:** 물에 들어가기 전에는 반드시 스트레칭과 가벼운 맨손 체조로 몸을 충분히 풀어줘야 한다. 갑작스러운 근육 경련이나 부상을 예방하는 데 매우 중요하다.

- **자신의 수영 능력 인지:** 자신의 수영 실력을 정확히 알고 무리한 깊이나 코스에 도전하지 않아야 한다. 특히 익숙하지 않은 곳에서는 반드시 안전 요원의 지시를 따르고 안전선 안에서 수영해야 한다.

- **구명조끼 등 안전 장비 활용:** 수영이 미숙하거나 깊은 물에서 수영할 때는 반드시 구명조끼를 착용해야 한다. 안전을 위해 보조 장비의 도움을 받는 것을 주저하면 안 된다.

- **호흡 조절 및 체온 관리:** 규칙적인 호흡은 피로를 줄인다. 물속에 너무 오래 있거나 체온이 급격히 떨어지지 않도록 주의하고, 추우면 바로 나와 몸을 따뜻하게 해야 한다.

- **음식 섭취 후 바로 수영 자제:** 식사 직후 수영은 소화 기관에 부담을 준다. 최소 30분에서 1시간 정도 소화 시간을 가진 후 입수해야 소화 불량, 복통, 경련을 예방할 수 있다.

03
골프 |

초심자는 '똑딱이'부터
시작해야 한다.

•

| 운동 자문 인용 |

민나온 여자 골프 대표팀 코치

> "기본에 충실해야
> 실력도, 건강도 챙길 수 있다.
> 초심자는 헤드나 하체 고정보다는
> 몸통 회전에 집중해야 한다."

● 골프는 이제 대중 스포츠라 할 정도로 친숙한 운동이 됐다. 대중골프장의 증가와 스크린 골프장의 활성화 등 접근성이 높아진데다, 20~30대의 젊은 층들의 유입도 빨라지면서 남녀노소 모두 즐길 수 있는 스포츠로 자리 잡고 있다.

골프는 생각보다 운동량이 많은 스포츠이기도 하다. 스윙할 때 상·하체와 척추 등 전신 근육을 모두 사용하고, 코어 근육과 몸의 가장 큰 근육도 사용한다. 같은 동작을 반복하면서 지속적인 자극을 주기 때문에 부상도 적지 않다. 평소 운동을 전혀 하지 않는 '초심자'가 가벼운 마음으로 접근하기에는 녹록치 않다는 의미이다.

골프는 골반과 허리의 회전력을 이용해 스윙을 하고 어깨와 팔꿈치, 손목 등 전신 관절을 유기적으로 사용하기 때문에 관절, 근육, 인대에 부상을 입기 쉽다.

특히, 허리는 골퍼들이 가장 자주 다치는 부위다. 실제 스윙 시 허리에 가해지는 부담은 체중의 8배에 달한다. 스윙이 반복될수록 척추 피로도가 증가할 뿐 아니라 척추 염좌나 허리디스크(요추추간판탈출증)를 유발시킬 위험성도 높인다.

초심자의 경우에는 잘못된 자세가 부상을 일으킬 가능성이 더욱 높다. 기본자세를 제대로 갖추지 않은 상태에서 무리하게 세게 치거나 예쁜 스윙을 하려는 욕심을 부리는 것은 부상의 지름길이다.

민나온 여자 골프 대표팀 코치는 초심자가 가장 집중해야 할 기본은 '몸통 회전'이라고 강조한다. 몸통이 부드럽게 회전하면 골프채도 자연스럽게 따라오며 스윙이 이뤄지고, 흔히 말하는 '힘 빼고 치는' 것이 가능하다는 이야기다.

민 코치는 "몸통이 제대로 회전하지 않은 상황에서 팔만 들어서 허리를 밀면서 스윙을 하면 어깨에 힘이 많이 들어간다"며 "그 힘은 온전히 허리와 팔꿈치에 전달될 수밖에 없기 때문에 부상 위험이 커진다"고 설명한다.

초보 골퍼가 몸통 회전을 제대로 하지 못하는 이유 중 하나는 머리와 하체 고정에 지나치게 신경을 쓰기 때문이다. 이 역시 스윙의 기본이기는 하지만 여기에 집중하느라 몸통 회전을 망각하면 제대로 된 스윙을 할 수 없다.

민 코치는 "헤드와 하체 등 축을 고정해야 한다는 생각에 몸통을 부드럽게 돌리지 못하고 부상으로 연결되는 경우가 많다"며 "골프 초심자의 입장에서는 헤드와 하체 고정은 나중에 생각하고, 몸통을 자연스럽게 돌리는 것을 익히는 것이 우선"이라고 강조한다.

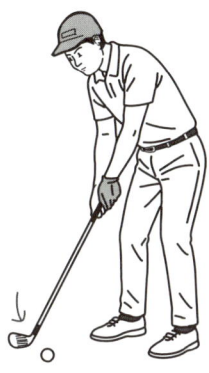

좋은 골프 훈련법인 똑딱이는 시계추처럼 짧은 너비로 스윙하며 몸통을 올바르게 사용하는 방법을 익히는 기본적인 연습법이다.

이를 위한 좋은 훈련법은 '똑딱이'다. 시계추처럼 좁은 너비로 스윙하는 골프의 기본적인 연습법으로 스윙하는 데 있어 몸통을 제대로 쓰는 방법을 익힐 수 있다.

민 코치는 "초심자들은 금방 라운드에 나가고 싶은 마음에 '똑딱이' 연습을 생략하는 경우가 많다"며 "똑딱이는 스윙의 기본기를 잡아주는 가장 좋은 연습 방법인 만큼, 초심자는 최소 1~2주라도 이 단계를 거쳐주는 것이 좋다"고 조언한다.

민 코치는 "스윙을 겉에서 보는 모양은 크게 상관이 없다"면서도 "다만 중요한 기본기가 있는데 그것마저 무시한다면 아무리 몸에 편하게 느껴져도 부상의 위험이 상존한다고 볼 수 있다"고 강조한다.

민 코치가 강조한 가장 중요한 '기본기'는 그립이다. 골프채를 잡는 방법, 공을 치기 위한 자세만큼은 '정석'을 따라줘야 실력도 빨리 늘고, 부상도 방지할 수 있다는 것이다.

그립은 '스퀘어 그립'이 가장 흔하게 사용된다. 팔뚝과 왼손의 손등이 일자가 되면서 페이스의 방향이 흔들리지 않아 안정적인 비거리를 낼 수 있는 그립이다.

좀 더 강한 샷을 치고 싶다면 '스트롱 그립(훅 그립)'을 사용하기도 한다. 위에서 봤을 때 손가락 중 검지, 중지, 약지 등 3개가 보이는 그립으로 위에서부터 짜내듯이 잡는다.

많이 하는 질문 중 하나는 골프채를 쥘 때 어느 정도의 힘을 줘야 하는지다. 상대적이기는 하지만 누군가가 채를 잡아당겼을 때 빼앗기지 않을 정도의 힘으로 쥐는 것이 좋다.

| 골프가 건강에 좋은 점

- **심혈관 건강 증진:** 넓은 필드를 걷는 것은 훌륭한 유산소 운동이 되어 심박수를 적당히 높인다. 이는 심장 기능을 강화하고 혈액 순환을 개선하는 데 도움이 된다.

- **근력 및 유연성 향상:** 스윙 동작은 코어, 어깨, 팔, 다리 등 전신 근육을 사용하며, 유연성을 요구한다. 꾸준한 연습은 근력을 키우고 몸의 가동 범위를 넓히는 데 기여한다.

- **스트레스 해소 및 정신 집중:** 아름다운 자연 속 라운딩은 스트레스를 줄이고 마음의 평화를 준다. 공에 집중하고 전략을 세우는 과정은 정신적 안정과 집중력 향상에도 이롭다.

- **균형 감각 및 협응력 발달:** 안정적인 스윙을 위해서는 뛰어난 균형 감각과 눈과 손의 협응력이 필수적이다. 이는 신체 조절 능력을 향상시키고 부상 위험을 줄이는 데 도움을 준다.

- **체중 관리 및 비타민D 합성:** 상당한 거리를 걷는 운동으로 칼로리 소모가 있어 체중 관리에 도움이 된다. 야외 활동으로 햇볕을 쬐며 비타민D를 합성하여 뼈 건강에도 긍정적이다.

04
골프 II

코어 근육 및 전반적인 근력 향상이
선행되는 것이 좋다

•

| 운동 자문 인용 |

김학재 자생한방병원의 원장
민나온 여자 골프 대표팀 코치

> "스쿼트 등으로 코어를 단련해야 하며,
> 여성은 기본 근력도 중요하다.
> 라운드 전 충분한 스트레칭은 필수이며,
> 연습은 '오래'보다는 '자주' 하는 것이 좋다."

● 　대다수의 '직장인 골퍼'는 하루 일과 중 많은 시간을 컴퓨터 앞에 앉아 있다. 거북목과 허리 통증 등 기본적으로 좋지 않은 자세가 굳어져 있는 경우가 많기에 골프를 배울 때도 올바른 자세를 빠르게 습득하기가 여간 어려운 것이 아니다.

　건강한 골프를 위해서는 우리 몸을 골프에 알맞게 어느 정도 예열하는 것 역시 중요하다. 부상 방지는 물론, 빠르게 실력을 키워나가기 위한 방법이기도 하다.

　골프는 전신 근육을 모두 사용하는 운동이지만 코어 근육을 단련하면 좀 더 빠른 효과를 볼 수 있다. 평소 잘 쓰지 않는 근육이지만 골프를 배우는 데 있어서는 매우 중요한 역할을 하기 때문이다.

민나온 여자 골프 대표팀 코치는 "초심자 하체가 잘 잡히지 않는 이유는 근력이 부족하기 때문"이라면서 "그런 가운데 하체를 잡기 위해 몸을 무리하게 쓰다 보면 부상으로 이어질 수밖에 없다"고 말한다.

스쿼트와 런지는 골프 실력을 향상시킬 수 있는 '단짝 운동'이다. 엉덩이 근육과 하체를 강화하는 한편, 몸통 가동 범위도 늘려주면서 골프의 올바른 자세를 습득하는 데 도움을 준다.

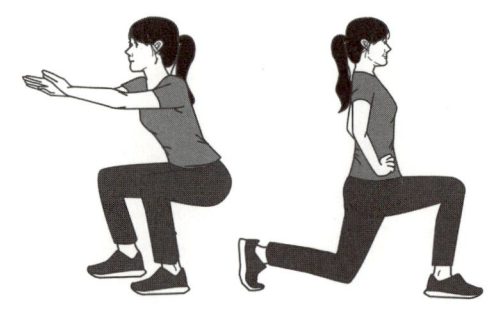

스쿼트와 런지는 엉덩이와 하체를 강화하고 몸통의 가동 범위를 넓혀 골프 자세를 향상하는 데 도움이 되는 단짝 운동이다.

민 코치는 "코어 근육이 부족하면 어드레스 자세(스윙을 시작하기 직전, 공을 치기 위한 준비 자세)를 제대로 잡기 어렵다"며 "스쿼트와 런지를 반복적으로 해주면 복근, 엉덩이 등 큰 근육을 발달시킬 수 있다. 그렇게 되면 승모근과 손목에 들어가는 불필요한 힘도 뺄 수 있다"고 강조한다.

여성들의 경우 전반적인 근력이 부족한 사례도 적지 않다. 악력이 약하거나 골프채를 제대로 가누지 못해 관절 부상을 당하는 경우가 많은 이유도 여기에 있다. 이 경우 코어 근육뿐 아니라 전반적인 근력을 어느 정도 키운 뒤 골프를 시작하는 것을 추천한다.

반대로 남성의 경우 '힘 빼는 연습'이 필요하다. 멀리, 더 세게 때리려는 과시욕에 많은 힘이 들어가는데 오히려 비거리는 안 나오고 부상만 입는 사례가 더 많다.

다른 운동과 마찬가지로 골프 역시 부상 방지를 위한 스트레칭이 중요하다. 특히 새벽이나 추운 날씨에도 라운드를 진행하는 경우가 많기 때문에 스트레칭의 중요성은 더욱 크다.

골프 국가대표팀의 의료 후원을 맡고 있는 김학재 자생한방병원의 원장은 "골프장에 미리 도착해 전신을 스트레칭해 주는 것이 부상 방지의 관건"이라면서 "특히나 초심자는 평소 쓰지 않던 근육을 갑자기 사용하면 무리가 올 수 있기에 필수적으로 해줘야 한다"고 강조한다.

스트레칭 방법으로는 경직된 허리 근육을 이완시키고 척추를 유연하게 하는 '몸통 돌리기', 어깨와 팔 근육을 전체적으로 풀어주는 '수건으로 팔 당기기', 손목에 쌓인 부담을 줄여주는 '손목 젖히기' 등을 추천한다.

김 원장은 "이 스트레칭은 의자에 앉은 상태에서도 충분히 수행할 수 있기 때문에 평소에도 틈틈이 해주는 것이 좋다"고 조언한다.

민 코치는 여기에 "근육을 풀어주는 것뿐 아니라 동적으로 움직이면서 몸에 열을 내는 일종의 '준비 운동'도 충실히 수행해야 한다"고 말한다. 특히 런지 자세에서 몸통을 좌우로 움직이며 허리를 풀어주거나 골프채를 들고 앞으로 걸어가면서 풀어주는 방법 등을 추천했다.

초심자의 경우 연습 시간을 오래 가져가는 것보다는 짧은 시간을 자주 해주는 것이 좋다.

민 코치는 "오랜 시간 연습을 하다 보면 체력 저하로 인해 자세가 유지되기 어렵고, 부상 발생 위험도 커진다"면서 "하루에 몰아서 연습하는 것보다는 짧은 시간이라도 매일 하는 것이 효과가 더 크다"고 말한다.

| 골프를 할 때 **주의할 점**

- **충분한 준비 운동:** 스윙은 전신 동작이므로 라운딩 전 스트레칭과 맨몸 운동으로 몸을 충분히 풀어줘야 한다. 특히 허리, 어깨, 손목 등 스윙에 쓰이는 부위를 집중적으로 풀어 부상을 예방해야 한다.

- **올바른 스윙 자세 숙지:** 잘못된 스윙 자세는 비거리 감소와 허리 통증, 엘보 등의 부상을 유발한다. 전문 코치에게 올바른 자세를 배워 몸에 무리가 가지 않도록 해야 한다.

- **주변 안전 확인:** 스윙 전에는 주변에 사람이 없는지 반드시 확인해야 한다. 날아오는 공이나 클럽 헤드에 맞아 다치는 사고를 예방하는 것이 최우선이다.

- **기상 조건 대비:** 햇볕이 강하면 자외선 차단제와 모자로 피부를 보호해야 한다. 비나 바람 등 날씨가 좋지 않을 때는 무리한 플레이를 삼가고 안전하게 라운딩을 마쳐야 한다.

- **자신의 체력 및 실력 고려:** 무리한 장시간 라운딩이나 실력보다 어려운 코스 선택은 피해야 한다. 체력 소모를 막고 최상 컨디션을 위해 적절히 쉬고 수분을 섭취해야 한다.

05
스포츠클라이밍 I

유연성을 길러주고, 균형 감각 증진에도
탁월한 효과가 있다

| 운동 자문 인용 |

이상록 몽키즈 클라이밍 부천점 공동대표
박성진 몽키즈 클라이밍 부천점 공동대표

> "인공 암벽에서 잘못 뛰어내리면
> 발목이 골절되므로 낙법은 필수이다.
> 힘이 떨어지면 반드시 휴식을 취하고
> 스트레칭도 필수이다."

● 벽면에 설치된 인공 암벽을 오르는 스포츠클라이밍은 최근 큰 인기를 얻고 있는 운동이다. '루트'라고 하는 정해진 길이 아니라 스스로 다양한 방법으로 길을 찾아 목표 지점에 도달하면 큰 성취감을 느낄 수 있다.

스포츠클라이밍은 기구나 도구를 이용하지 않고 맨몸으로 힘을 쓰기 때문에 운동 효과도 크다. 홀드(손잡이)를 잡고 몸을 지탱하며 올라가는 과정에서 평소 잘 쓰지 않던 미세한 근육들까지 단련되고, 끊임없이 균형을 잡아야 하므로 코어 근육 강화와 균형 감각 발달에도 탁월하다. 덕분에 탄탄하고 균형 잡힌 몸매를 만드는 데 효과적이다.

이상록 몽키즈 클라이밍 부천점 공동대표는 "스포츠클라이밍은 지루할 틈이 없다는 것이 가장 큰 매력이다. 벽의 각도와 홀드의 배치에 따라 새롭게 할 수 있다"며 "어려운 구간을 통과하거나 목표를 달성하는 등 문제를 풀었을 때 짜릿함도 크게 만끽할 수 있다"고 말한다.

스포츠클라이밍은 전신 운동으로 근력 강화와 다이어트 효과가 크다. 홀드를 잡거나 밟고 올라갈 때 복근과 하체에 힘이 많이 들어가기 때문에 근력이 크게 향상된다. 또한 칼로리 소모도 커서 체지방과 체중을 감량하기에도 적합하다. 다른 운동과 비교해 신체가 즉각적으로 바뀌는 걸 볼 수 있고 근력, 집중력, 균형감 등도 기를 수 있다.

접근성이 좋아 남녀노소가 할 수 있다는 것도 스포츠클라이밍의 장점인데, 미취학 아동도 스포츠클라이밍을 시작할 수 있을 정도로 문턱도 낮다. 특히 성장판에 자극을 주며 소근육 발달에도 효과적이라고 알려져 스포츠클라이밍에 입문하는 아이들이 늘고 있다.

스포츠클라이밍에 필요한 장비도 간단하다. 편한 복장을 하고 암벽화와 미끄럼 방지를 위해 손에 바르는 초크만 있으면 된다.

암벽화는 미끄러지지 않고 홀드를 제대로 디뎌야 하므로 중요한 장비다. 초급화부터 고급화까지 종류가 다양한데 기본적으로 플랫형과 다운토, 그리고 대칭형과 비대칭형 등으로 구분한다. 또한 발

등을 조이는 정도에 따라 벨크로, 레이스, 슬립온 등으로 나뉜다.

암벽화는 제대로 된 발 디딤을 위해 본인 발 사이즈보다 작은 사이즈를 신는 것이 기본이지만, 초보자는 발이 편한 치수에 발바닥이 평평한 암벽화(플랫형·대칭형)를 신는 것이 좋다. 중급자 이상부터는 벽이 가파른 데다 크기가 더 작은 홀드를 정확하게 디뎌야 하므로 발끝이 뾰족하게 휘는 다운토를 선호한다.

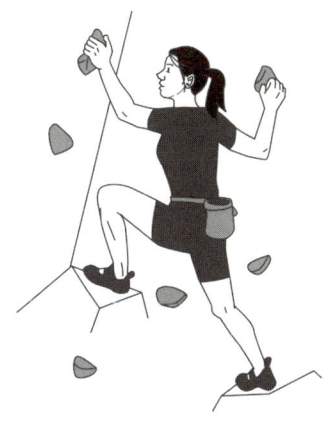

> 스포츠클라이밍의 기본기는 팔을 계속 펴고, 발끝으로 홀드를 딛으며, 골반을 벽에 바짝 붙이는 이 세 가지를 익히는 것이다.

'삼지점'은 스포츠클라이밍을 배울 때 가장 중요한 기본기다. 두 손으로 한 홀드를 잡고 두 발로 각기 다른 홀드를 디뎌 양팔과 두 다리로 삼각형 모양을 만드는 자세다. 이렇게 몸의 무게중심을 잡아줘야 힘을 덜 쓰며 안정적으로 이동할 수 있다.

골반을 벽에 최대한 붙이면서 상체는 조금 떨어져야 하는 것이 포인트다. 그래야 길을 찾기도 수월하다. 또 눈으로 다음 홀드의 위치를 확인하고 발바닥이 아닌 발끝으로 내디뎌야 한다.

삼지점 시범을 보인 박성진 공동대표는 "이동할 때는 삼각형을 안정적으로 만들어가야 한다. 양팔과 양발의 거리가 너무 좁거나 벌어지면 무게 중심이 무너질 수 있으니 주의해야 한다"고 설명한다.

스포츠클라이밍은 무게 중심을 잘 잡으면서 최대한 힘을 잘 조절해 높이 올라가야 한다. 이를 위해서는 양손으로 홀드를 잡는 자세도 중요하다. 초보자는 팔을 굽히는 경향이 있는데 쭉쭉 펴서 잡아야 무리가 안 가고 힘이 덜 들어간다. 또한 홀드는 손으로 쉽게 잡을 수 있는 '열린 방향'이 있는데, 이와 반대 방향으로 체중을 실어주며 당겨야 한다.

박 대표는 "초보자는 기본기를 잘 숙지해야 한다. 팔을 계속 쭉쭉 펴주는 것과 발끝으로 홀드를 딛는 것, 그리고 골반을 벽에 바짝 붙여주는 것 등 이 세 가지만 익숙해지면 스포츠클라이밍의 기본기를 익히게 된다"고 말한다.

초보자가 이렇게 3~6개월 동안 기본기를 착실하게 배우면 중급반으로 올라갈 수 있다.

| 스포츠클라이밍이 건강에 좋은 점

- **전신 근력 및 지구력 향상:** 벽을 오르기 위해 팔, 다리, 코어 등 모든 근육을 사용해야 한다. 이는 전반적인 근력과 근지구력을 동시에 키우는 데 매우 효과적이다.

- **유연성 및 균형 감각 발달:** 다양한 자세와 움직임을 통해 관절의 가동 범위를 넓히고 몸의 유연성을 증진시킨다. 또한 미세한 균형 조절이 필수적이므로 균형 감각 향상에도 크게 기여한다.

- **문제 해결 능력 및 집중력 강화:** 홀드를 파악하고 다음 동작을 계획하는 과정은 두뇌를 활성화시킨다. 이는 집중력을 높이고 문제 해결 능력을 발달시키는 데 도움을 준다.

- **심혈관 건강 및 체지방 감소:** 꾸준히 벽을 오르는 활동은 심박수를 높여 유산소 운동 효과를 제공한다. 이는 심혈관 건강을 강화하고 칼로리 소모를 통해 체지방을 줄이는 데 이롭다.

- **스트레스 해소 및 자신감 증진:** 고난도 코스를 완등하거나 새로운 동작을 성공했을 때 얻는 성취감은 스트레스를 해소하고 자신감을 크게 높여준다. 이는 정신 건강에도 긍정적인 영향을 미친다.

06
스포츠클라이밍 II

전신 근력을 강화하고 근지구력 향상에
도움이 된다

| 운동 자문 인용 |

이상록 몽키즈 클라이밍 부천점 공동대표

● "가능하면 많이 오르고 경험할수록
실력이 쑥쑥 늘어난다.
끝까지 안전하게 착지만 잘해도
부상을 방지할 수 있다."

●   스포츠클라이밍은 짜릿하지만 이를 즐기기 위해서는 먼저 높은 곳에 대한 공포심을 이겨내야 한다. 이 공포심을 이겨내야 실력도 늘고 더 즐겁게 클라이밍을 할 수 있는데 여기에는 몇 가지 방법이 있다.

  가장 중요한 것은 점진적인 접근이다. 처음부터 너무 높거나 어려운 루트에 도전하면 안 된다. 낮은 벽에서 시작해서 고도를 조금씩 높여가며 높이에 익숙해지는 시간을 가져야 한다. 쉬운 루트를 반복해서 완등하면서 성공 경험을 쌓고, "이 정도는 할 수 있겠다"는 자신감을 키우는 게 가장 중요하다. 몸이 벽에 익숙해질수록 공포심도 줄어든다.

이상록 몽키즈 클라이밍 부천점 공동대표는 "처음 스포츠클라이밍을 하러 오는 사람 중에는 고소공포증 때문에 겁부터 먹는 경우가 은근히 많다. 그런데 다들 그 공포심을 이겨내고 즐긴다"고 말한다. 그는 "처음에는 5m 이하 높이의 인공 암벽에서 시작해 보는 것을 추천한다"고 조언한다.

스포츠클라이밍을 더 즐겁고 잘하기 위해서는 보강 운동을 해야 한다. 매달리는 것조차 벅차다면 학교 운동장이나 헬스센터에서 쉽게 접할 수 있는 철봉에 매달리는 것부터 시작하는 게 좋다. 조금씩 시간을 늘려 버텨가며 부족한 악력과 근력을 길러야 한다. 체력과 유연성을 강화하기 위해 러닝, 요가 등을 하는 것도 좋다.

스포츠클라이밍은 많은 경험을 해볼수록 길을 찾는 눈이 떠지고 실력도 부쩍 늘어난다. 직접 부딪쳐 보는 것은 물론, 때로는 다른 사람이 등반하는 걸 보는 것만으로도 도움을 얻을 수 있다.

암벽장의 크기와 각도, 홀드의 배치도 제각각이기 때문에 여러 곳을 찾아 다양한 시도로 도전해 보는 게 좋다. 그러면 어느 순간 발전된 자기 모습을 마주할 수 있다.

스포츠클라이밍은 편하게 즐길 수 있는 운동이지만 높은 데서 떨어지면 크게 다칠 위험이 늘 도사리고 있다. 따라서 부상 관리에 더더욱 신경을 써야 한다.

착지만 잘해도 부상 방지에 도움이 된다. 홀드를 잡으려다 추락할 때 발끝으로 착지하는데 심할 경우 발목이 부러질 수 있다. 양발로 착지하지 않고 한 발로 내디뎌도 발목에 무리를 줄 수 있다.

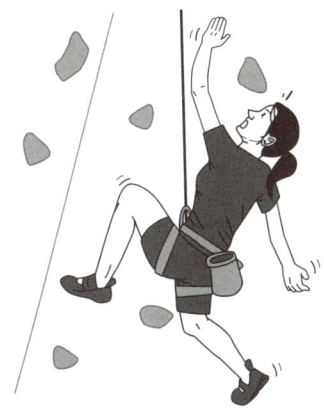

> 스포츠클라이밍 시 홀드에서 떨어질 경우, 발목 부상을 방지하기 위해서는 발끝이나 한 발로 착지하지 말고 반드시 양발로 착지해야 한다.

이 대표는 "최근 스포츠클라이밍에 대한 인기가 많아져 초보자가 많이 늘어났는데, 낙법이 익숙하지 않아서 많이 다치기도 한다. 떨어질 때 벽을 밀어 멀어지고 두 발로 착지해야 한다. 가장 좋은 방법은 하루 강습이라도 받아서 낙법을 배우고 계속 숙지하는 것"이라고 말한다.

안전한 환경에서 의도적인 추락 연습을 해보는 것도 도움이 된다. 확보자(등반자가 등반 도중 추락했을 때 안전하게 보호해 주는 사람)와 충분히 합을 맞춰서 떨어지는 경험을 해보면, "떨어져도 괜찮다"는 것을 몸으로 직접 깨닫게 된다. 이는 실전에서 불필요한 공포심으로 인한 힘 빠짐을 방지하고, 과감한 도전을 가능하게 해준다.

낙법이 능숙한 중급자나 상급자도 건강하게 운동하려면 손목과 손가락, 발목, 무릎, 허리 등 몸 관리를 잘해야 한다. 염증을 줄이기 위해 운동 후 아이싱(얼음 찜질)을 해주고, 직접 홀드를 잡으며 내려오는 다운 클라이밍을 해주는 것도 부상 방지에 효과가 있다. 더불어 스포츠클라이밍을 잘하려면 신체가 균형이 잡혀야 하는데, 전완근 등 특정 근육만 발달하지 않도록 다른 분위의 근력도 키워주는 것이 좋다.

아무리 좋은 운동이라도 과하게 하면 탈이 나기 마련이다. 한순간 폭발적으로 힘을 쏟아내는 스포츠클라이밍도 한 주에 2~3번 정도로 적절하게 운동하는 것이 좋다.

또한 운동할 때는 중간 휴식과 스트레칭도 필수적이다. 홀드를 잡았을 때 힘이 잘 들어가지 않는다고 느끼면 곧바로 멈춰야 한다. 내려와 쉴 때도 손과 손목, 발, 발목, 목 등을 마사지하거나 스트레칭하며 근육을 풀어주는 게 좋다. 운동을 마친 뒤에는 폼롤러를 이용해 많이 사용한 근육 부위 등을 풀어줘야 한다.

| 스포츠클라이밍을 할 때 **주의할 점**

- **기본 안전 수칙 준수:** 안전벨트, 매듭법, 빌레이(클라이머의 로프를 조절하여, 추락을 방지하거나 추락 시 낙하를 멈추는 행동 또는 기술) 방법 등 기본 안전 수칙을 철저히 익히고 따라야 한다. 실내 암벽장에서도 항상 안전에 유의하며 규칙을 지켜야 한다.

- **충분한 준비 및 정리 운동:** 클라이밍은 전신 근육을 많이 쓰므로 운동 전후 충분한 스트레칭과 몸 풀기로 근육과 관절을 이완시켜야 한다. 이는 부상 예방과 회복에 필수적이다.

- **자기 수준에 맞는 루트 선택:** 처음부터 어려운 난이도를 무리하게 시도하면 부상 위험이 크다. 자신의 근력과 기술 수준에 맞는 루트부터 시작해 점진적으로 실력을 늘려가는 것이 좋다.

- **올바른 홀드 사용:** 홀드를 잡을 때는 올바른 파지법(홀드를 손으로 잡는 방법과 자세)을 사용해야 한다. 팔 힘에만 의존하지 말고 발을 적극 활용하고 몸의 균형을 잡아 올바른 자세를 유지하는 것이 중요하다.

- **주변 소통 및 안전 확인:** 클라이밍 중에는 주변에 사람이 있는지 항상 확인해야 한다. 파트너와 빌레이 소통을 명확히 하고, 장비 상태를 서로 확인하며 안전을 확보해야 한다.

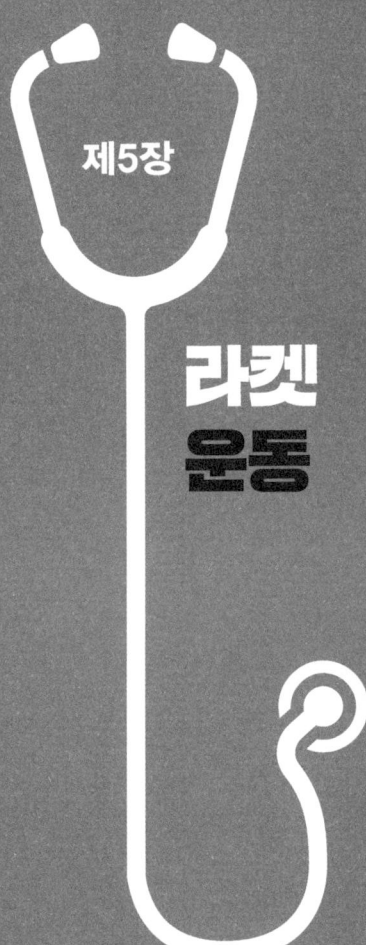

제5장 라켓 운동

01
탁구 |

전신 운동 및 근력 강화에 좋고
심폐능력을 향상시킨다

| 운동 자문 인용 |
안국희 대한탁구협회 전무이사

> "탁구는 모든 근육을 쓰기 때문에
> 치매에도 좋다.
> 탁구 라켓은 치약을 잡아도
> 새어 나오지 않을 정도로 가볍게 잡는다."

● 탁구는 동호인들을 중심으로 꾸준히 사랑을 받는 생활 스포츠다. 탁구대와 라켓만 있으면 어디서나 탁구를 즐길 수 있고, 비용도 많이 들지 않는다.

탁구는 '100세 운동'에 크게 부합하는 스포츠다. 안국희 대한탁구협회 전무이사는 "탁구는 거창한 도구가 아닌 가벼운 라켓으로, 아주 작은 무게의 공을 치기 때문에 누구나 쉽게 접근할 수 있다"며 "심장 기능이 활발해지도록 돕고, 상대방과 랠리를 하면서 끊임없이 교류하는 과정 속에서 뇌도 발달한다"고 말한다.

보통 아무리 간단해 보이는 운동이라도 막상 도전하기 시작하면 쉽지 않아 나름의 준비와 대비가 꼭 필요한 게 운동의 '진리'다. 하지만 안 이사는 "그냥 쉽게 덤비시라. 그게 탁구의 가장 큰 매력이다"라고 말한다.

그는 "관절에 부담이 없어서 바로 시작하기에 좋고, 하면 할수록 하려는 동작에 맞게 근력이 보강되는 게 탁구"라고 설명한다.

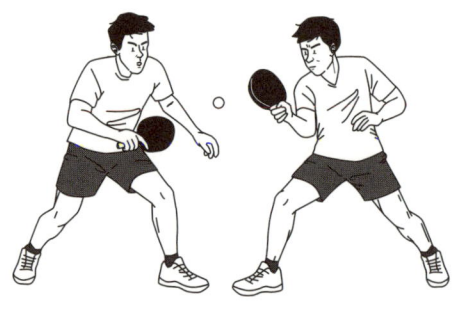

오른손잡이의 경우, 오른쪽에서 몸 쪽으로 맞추는 포핸드와 오른손을 왼쪽으로 당겨 몸으로 미는 백핸드를 모두 구사해야 상대방이 보내는 다양한 방향의 공을 효과적으로 받아칠 수 있다.

탁구는 도구가 무겁지 않아 초반 근력이 많이 필요하지 않고, 그에 따라 부상 위험도 적다. 이후 다양한 기술 등을 더할 때는 그것을 습득하는 과정에서 이미 해당 근육이 잘 뒷받침된 뒤라 큰 무리가 따르지 않는다.

안 이사는 "탁구를 계속하면 할수록 큰 근육뿐 아니라 평소에 안 쓰는 미세 근육까지 쓰게 돼 점점 신체가 발달하게 된다"며 "그래서 여러 근육을 고르게 발달시키기 어려운 노인들에게 더욱 좋다"고 설명한다.

아울러 탁구는 눈으로 탁구공을 끊임없이 쫓아야 하기 때문에 치매 예방에도 효과적이다.

안 이사는 "공 하나하나를 칠 때마다 계속 빠르게 뇌를 쓰고, 누군가와 교감해야 하기 때문에 치매를 막는 데 도움이 된다"며 "미국에서는 관련된 연구 결과도 나왔다. 일본 장수마을에 가면 노인들이 탁구를 많이 치는 걸 볼 수 있다"고 말한다.

탁구를 시작하려면 우선 라켓부터 손에 쥘 줄 알아야 한다. 값싸게 구할 수 있고 가볍기도 한 탁구 라켓이지만 무언가 도구를 하나 쥐어야 한다는 자체가 누군가에게는 '장벽'이 될 수도 있다.

하지만 이 역시 그리 어려울 건 없다는 게 안 이사의 설명이다. 우선 탁구채는 손잡이 부분이 툭 튀어나와 있는 펜홀더 그립과 일자로 평평한 셰이크핸드라켓으로 나뉜다. 펜홀더 그립은 포핸드와 백핸드를 오갈 때 잡는 법이 달라져 난도가 있는 라켓인데, 최근 동호회 탁구장에서는 대부분 셰이크핸드라켓이 준비돼 있다.

셰이크핸드라켓은 글자 그대로 악수하듯이 쥐면 된다. 조깅화 끈을 묶으면 종아리 근육이 곧바로 달릴 준비를 하는 것처럼 라켓을 쥐면 힘부터 들어가는 사람이 있다. 하지만 탁구는 철저하게 힘을 빼고 해야 하는 스포츠다.

안 이사는 "덜 잡은 느낌이라는 표현이 딱 맞다. 하지만 이렇게 쥔 채로 계속 연습하다 보면 힘이 고르게 분포되면서 '딱 이거구나'하는 느낌이 온다. 그때부터는 몸이 기억해서 언제나 이 정도의 강도로 라켓을 쥐고 있는 나를 보게 된다"고 설명한다.

라켓을 잡는 방법과 힘의 세기를 알았으면 곧바로 탁구공에 맞춰 보면 된다. 오른손잡이 기준으로 오른쪽에서 몸 쪽으로 맞추는 게 포핸드, 오른손을 왼쪽으로 당겨 몸으로 미는 게 백핸드다. 두 가지를 모두 할 줄 알아야 다양한 방향에서 오는 상대의 공을 맞힐 수 있다.

안 이사는 "사람들은 보통 백핸드를 더 낯설어 하는데, 실제로 공을 넘기는 건 오히려 포핸드가 더 어렵다. 포핸드는 휘두르는 느낌이라 힘이 더 들어가고, 공이 밖으로 감겨 나간다. 반면 백핸드는 공의 속도를 느끼면서 툭 받아내기만 하면 된다"고 조언한다.

이어서 "내가 가르칠 일이 있으면 백핸드를 먼저 지도하기도 한다. 그만큼 백핸드도 어렵지 않다는 뜻이다. 단어가 어렵고 두 가지 방법이 있어 대단한 것 같지만 그게 다다. 80세 할아버지도 하루만 반복해서 해 보면 백핸드와 포핸드를 번갈아 할 수 있다"면서 "탁구를 즐길 수준까지는 금방 올라올 수 있다"고 말한다.

┃ 탁구가 건강에 좋은 점

- **뇌 건강 증진:** 탁구는 빠른 판단력과 집중력을 요구하여 뇌 활동을 활발하게 한다. 이러한 지속적인 뇌 자극은 인지기능 향상 및 치매 예방에 도움을 줄 수 있다.

- **민첩성과 반사 신경 향상:** 작은 공을 빠르고 정확하게 받아치기 위해서는 눈과 손의 협응력 그리고 민첩한 움직임이 필수이다. 이는 전반적인 신체 반응 속도를 향상시키는 데 기여한다.

- **심혈관 건강 강화:** 탁구는 유산소 운동의 한 형태로, 꾸준히 즐기면 심박수가 증가하고 혈액 순환이 원활해진다. 이는 심장 기능을 강화하고 심혈관질환의 위험을 낮추는 데 효과적이다.

- **전신 운동 효과:** 팔, 다리, 코어 근육 등 전신을 사용하여 움직이는 운동이므로, 근력 향상과 더불어 관절의 유연성 증진에도 좋다. 특히 허리나 무릎에 부담이 적어 다양한 연령대가 즐기기 좋다.

- **스트레스 해소 및 사회성 증진:** 탁구는 상대방과 경쟁하고 소통하는 과정에서 스트레스를 해소하고 즐거움을 느낄 수 있다. 또한 다른 사람들과 함께 운동하며 사회적 교류를 확대하는 데 도움이 된다.

02
탁구 II

스트레스를 해소하고
기분을 좋게 하는 효과가 있다

| 운동 자문 인용 |
안국희 대한탁구협회 전무이사

> "신체 건강은 물론 정신 건강에도 좋아
> 남녀노소 모두에게 추천할 만한 운동이다.
> 기본기부터 잘 배워야 하고
> 상대에 대한 에티켓은 필수이다."

● '2024년 파리 올림픽'에서 전지희 선수가 강력한 포핸드 스매싱으로 점수를 내는 호쾌한 장면, 신유빈 선수가 큰 회전이 걸린 절묘한 서브로 득점하는 장면은 팬들의 뇌리에 강하게 남았다.

하지만 초보자가 곧바로 그런 장면을 연출하다가는 탈이 날 수도 있다. 탁구는 쉽게 접할 수 있지만 기본기에 충실해 한 단계씩 늘려가야 한다. 그래야 나중에 멋진 기술도 '내 것'이 될 수 있다.

안국희 대한탁구협회 전무이사는 "라켓을 잘 쥐는 법과 포핸드와 백핸드를 배우고 나면, 이제는 풋워크라는 스텝을 배워야 한다"며 "포핸드와 백핸드가 숙지된 상태에서 풋워크를 접목해야 두 가지가 조화를 이룰 수 있다"고 말한다.

이 단계까지는 약 한 달 정도 소요된다는 게 안 이사의 설명이다. 이후부터는 공에 회전을 거는 고급 기술을 더할 수 있고, 그것이 가능해지면 속임수 모션을 통해 상대와의 심리 싸움도 가능해진다. 이때부터 진짜 탁구의 묘미를 느끼기도 한다.

하지만 중요한 것은 나중에 기술을 잘 구사하기 위해서는 앞서 배운 기본기가 충실하게 닦여 있어야 한다는 점이다. 이 시기까지 충분한 인내가 필요하다.

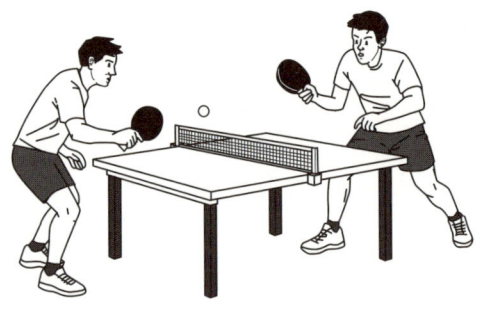

> 탁구는 장소나 나이에 구애받지 않고 누구나 쉽게 시작할 수 있는 운동이며, 신체에 큰 부담이 없어 꾸준히 즐길 수 있어 바쁜 현대인들에게 매우 적합하다.

탁구는 기본적으로 상대보다 먼저 더 많은 점수를 내는 싸움으로 알려져 있지만 안 이사는 "사실은 '자신과의 스포츠'다"라고 말한다.

그는 "초·중급자라면 우선 내가 원하는 곳으로 정확하게 공을 보내는 데 주력해야 한다. 스코어에 상관없이 의도대로 공을 보내는 것이 잘 되면 된다"며 "상대가 잘해서 점수를 내는 것에 개의치 말고 나에게 더 집중하라"고 접근법에 대해 조언한다.

그러면서 "탁구는 비슷한 상황에서 오는 공이라도 어느 정도의 힘으로 받고, 어떻게 깎느냐에 따라 수백 가지 상황이 생길 수 있다"며 탁구의 매력을 강조한다.

또한 탁구는 예의가 중요한 스포츠다. 네트를 사이에 두고 겨뤄 몸싸움을 할 일은 없지만 그럴수록 오히려 작은 것 하나에도 예의를 갖춰야 한다.

탁구뿐 아니라 동호인 스포츠 현장에서는 가끔 승부욕이 과해 싸움이 나기도 한다. 그렇기 때문에 탁구를 즐기려면 에티켓도 잘 숙지하면 좋다.

안 이사는 "공이 네트를 맞고 넘어가거나 탁구대 모서리에 맞는 '엣지'가 나오면, 점수가 났더라도 기뻐하지 말고 '꾸벅' 고개를 숙이고 인사해야 한다"며 "탁구에서는 서로의 의도가 담긴 공이 아닌 변칙 상황을 '언페어'로 간주하기 때문"이라고 설명한다.

또한 국제대회에서는 경기 중 뒤로 흐른 공을 주워 오는 '볼 캐처'가 존재하지만, 일반적인 동호인 탁구에서는 대개 플레이어가 직접 가져와야 한다. 이럴 때 공을 가져오지 않는 반대편 선수는 적어도 네트 너머 부분까지 함께 와 주는 것이 암묵적 매너로, 서로를 향한 배려이자 상대방이 아닌 함께하는 동료를 위한 모습이다.

안 이사는 "하나의 탁구대를 최대한 많은 사람이 활용해야 하기 때문에 동호인 탁구에서는 단식보다 복식 대결을 많이 한다. 그럴 때 나 혼자만 생각할 것이 아니라 함께하는 마음이 중요하다"고 강조한다.

그는 "동호인 경기를 보면 동료가 못 받았을 때 서로의 탓을 많이 한다. 하지만 복식은 그 이전에 내가 상대에게 보낸 공이 너무 쉽지는 않았는지도 생각해야 한다. 모든 게 다 연관돼 있다"고 말한다.

이어 "반대로 말하면 동료가 맞이할 상황까지 배려하고 계산하면서 경기해야 한다. 나 혼자 잘 친다고 생각하면 모두 어려워진다"고 설명한다. 네트 건너 상대와 교감하면서, 옆에 선 동료의 다음 플레이까지 계산해야 하는 것이 탁구의 매력인 셈이다.

마지막으로, 그는 "요즘은 많은 것이 자동화되고, 사람들이 뇌를 쓰지 않아도 되는 시대다. 하지만 적어도 우리 신체와 건강만큼은 스스로 컨트롤할 수 있어야 한다. 그건 기계가 해주지 않는다"며 "현대인에게 탁구만큼 좋은 운동이 없다. 쉽게 접근할 수 있고 나이가 많아도 계속 무리 없이 할 수 있다"고 엄지를 치켜세운다.

| 탁구를 할 때 주의할 점

- **충분한 준비 운동:** 탁구는 손목, 어깨, 무릎 등 관절 사용이 많으므로 경기 전 스트레칭과 가벼운 몸 풀기로 근육과 관절을 충분히 이완시켜야 한다. 이는 갑작스러운 동작으로 인한 부상을 예방하는 데 중요하다.

- **올바른 자세 유지:** 공을 치는 자세나 발 스텝이 불안정하면 관절이나 허리에 무리가 갈 수 있다. 코치나 숙련자에게 올바른 자세를 배우고 꾸준히 연습하여 불필요한 부하를 줄여야 한다.

- **적절한 장비 사용:** 자신의 실력과 스타일에 맞는 라켓과 그립 그리고 미끄럼 방지 기능이 있는 탁구화를 착용해야 한다. 부적절한 장비는 경기력 저하뿐만 아니라 부상 위험을 높일 수 있다.

- **과도한 승부욕 자제:** 지나친 승부욕으로 무리한 동작을 시도하거나 몸싸움을 하는 것은 부상으로 이어질 수 있다. 상대방을 배려하고 자신의 체력 수준에 맞춰 즐기는 것이 중요하다.

- **주변 환경 확인:** 탁구대 주변의 공간이 충분한지, 바닥이 미끄럽지 않은지 항상 확인해야 한다. 불필요한 장애물이나 불안전한 환경은 넘어지거나 부딪히는 사고를 유발할 수 있다.

03
테니스 l

눈과 손의 협응력과 균형 감각 향상에
큰 효과가 있다

•

| 운동 자문 인용 |

나정웅 U-14 남자테니스대표팀 감독

> "테니스는 신사의 스포츠로 불릴 만큼
> 매너와 에티켓을 중요시한다.
> 운동량이 엄청나기 때문에
> 탄수화물을 충분히 섭취해야 한다."

● 테니스의 기원은 중세 프랑스의 '죄 드 폼(Jeu de Paume)'에서 찾을 수 있다. 처음에는 손바닥으로 공을 치는 놀이였는데, 16세기에 들어서면서 손 보호를 위해 라켓을 사용하기 시작했다. 이때부터 현대 테니스와 유사한 형태가 나타나기 시작했다.

이후 16세기 말경 영국으로 건너가면서 테니스는 실내경기가 아닌 실외 잔디 코트에서 플레이하는 형태로 발전했다. 근대 테니스의 효시는 1873년 영국의 월터 윙필드 소령이 '스페어리스티크(Sphairistike)'라는 경기 규칙을 만들면서 시작된 것으로 보인다.

결정적인 전환점은 1877년 영국의 윔블던 대회였다. 올잉글랜드

크로켓 클럽에서 테니스 대회를 개최하면서 코트 규격, 네트 높이, 공 크기 등 현대 테니스의 기본 규칙을 확립했다. 이 대회가 오늘날 윔블던 대회의 시초가 되면서 테니스는 전 세계적으로 대중화되고 발전하는 계기를 맞게 됐다. 이러한 배경과 함께 상위 계층의 스포츠라는 인식이 있었다.

하지만 느낌이 확 달라진 골프처럼 테니스는 차츰 대중적인 스포츠로 자리매김하고 있다. 라켓을 가지고 공을 주고받는 운동이기 때문에 신체조건으로 인한 제약이 적어 남녀노소 누구나 쉽게 입문할 수 있다.

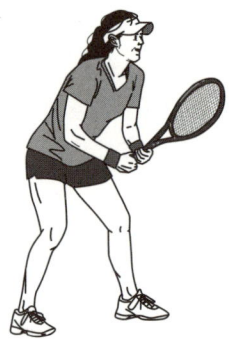

테니스는 코트 위를 뛰면서 라켓을 휘두르는 동작으로 팔, 등, 허벅지, 복부 등 전신 근육을 골고루 사용하기 때문에 체지방 감소에 효과적인 운동이다.

또한 과거에 비해 초기 투자비용도 줄어들어 접근이 수월해졌고, 이에 아마추어 동호인 숫자도 크게 늘어나고 있다. 현재 국내 테니스 인구만 60만 명에 달하는 것으로 전해진다.

테니스는 운동량이 엄청난 종목이다. 코트 안에서 끊임없이 움직이는 운동이라 유산소와 근력 운동 효과를 모두 얻을 수 있다. 기본적으로 체력과 근력이 동시에 필요하다는 뜻이기도 하다.

테니스는 격렬한 운동이기 때문에 충분한 준비 운동이 선행되지 않으면 부상의 위험이 크다. 테니스를 건강하게 즐기기 위해서는 코트를 뛰어다닐 수 있는 하체 근육, 라켓을 휘두를 수 있는 어깨와 팔꿈치 근육을 충분히 풀어주는 것이 특히 중요하다.

'2014년 인천 아시안게임' 국가대표 출신으로 현재 14세 이하(U-14) 남자테니스대표팀 지휘봉을 잡고 있는 나정웅 감독은 "어릴 때부터 전문적으로 운동을 하지 않았던 동호인의 경우 처음에는 스텝 밟기도 힘들다. 신체적으로 준비가 돼야 다음 단계로 나아갈 수 있다"고 강조한다.

이어 "악력기를 이용해 손아귀 힘을 기르고 어깨 기능도 키워야 한다. 튜빙 운동(고무 재질의 탄력 밴드를 이용한 운동)으로 몸에 긴장감을 주고 열을 올리는 게 중요하다"며 "심폐 지구력을 높이기 위해 오르막길을 자주 뛰는 훈련을 하면 테니스를 할 때 더욱 빨리 호흡이 트일 수 있다"고 설명한다.

테니스는 코트 안에서 끊임없이 움직여야 하는 운동이다. 테니스로 소모되는 열량은 시간당 400~500kcal에 달한다. 코트를 뛰며 라켓을 휘두를 때 팔과 등, 허벅지, 배 등 다양한 근육이 사용돼 체지방 감소 효과를 얻을 수 있다.

테니스는 심박수를 꾸준히 높게 유지하면서 지방 연소를 촉진한다. 또한 코어 근육도 발달시키고 전신 근육을 고루 사용하기 때문에 근력 강화와 근육량 증가에도 도움이 된다.

그래서 일부 동호인들은 살을 빼기 위한 수단으로 테니스를 선택하기도 한다. 식이요법과 테니스를 병행하면서 한 달에 10kg 이상 뺐다는 '다이어트 성공담'도 심심찮게 들린다.

그러나 테니스를 제대로 배우기 위해서는 경기 전후로 든든하게 잘 먹는 것이 중요하다고 전문가는 말한다. 뙤약볕에서 진행되는 종목 특성상 영양소 섭취가 제대로 안 될 경우 오히려 건강 상태가 악화할 수 있다.

나 감독은 "초보자 중에서는 공복으로 코트에 와서 운동하는 분들이 많은데 경기 전에는 꼭 영양소 섭취를 잘해야 한다"며 "운동 시작 1시간~1시간 30분 전 밥이나 떡, 빵 등 탄수화물을 많이 섭취해야 한다. 물이나 이온 음료도 최소 1리터는 마시고 시작하는 것이 좋다. 안 그러면 탈수 증상을 겪을 수 있다"고 권한다.

| 테니스가 건강에 좋은 점

- **심혈관 건강 강화:** 코트를 누비며 공을 쫓는 유산소 활동은 심박수를 높이고 혈액 순환을 촉진한다. 이는 심장 기능을 강화하고 고혈압 및 심혈관질환 위험을 줄이는 데 효과적이다.

- **전신 근력 및 지구력 향상:** 서브, 발리, 스매시 등 다양한 동작은 팔, 다리, 코어 근육을 동시에 사용하게 한다. 꾸준한 연습은 전신 근력을 발달시키고 운동 지구력을 높이는 데 기여한다.

- **민첩성 및 반사 신경 발달:** 빠른 공의 움직임을 예측하고 순간적으로 반응해야 하므로 민첩성과 반사 신경이 크게 향상된다. 이는 순발력과 방향 전환 능력을 기르는 데 도움이 된다.

- **뼈 밀도 증가 및 골다공증 예방:** 테니스는 점프, 착지 등 뼈에 적절한 스트레스를 주는 활동을 포함한다. 이러한 체중 부하 운동은 뼈 밀도를 높여 골다공증 예방에 긍정적인 영향을 미친다.

- **정신 건강 및 스트레스 해소:** 복잡한 전략을 세우고 공에 집중하는 과정은 스트레스를 해소하고 정신적인 만족감을 준다. 또한 꾸준한 신체 활동은 우울감 감소와 기분 전환에도 도움이 된다.

04
테니스 II

집중력 및 판단력 향상에 좋고
전략적 사고력 발달에도 도움이 된다

| 운동 자문 인용 |
나정웅 U-14 남자테니스대표팀 감독

> "기술 훈련보다 에티켓 준수가 먼저이고,
> 그립부터 스텝까지 장기간 연습이 필요하다.
> 게임의 상대를 존중하고
> 결과에 승복하는 자세도 중요하다."

● 테니스를 치기 전 충분한 준비 운동이 선행된 뒤에는 '라켓 잘 잡는 것'부터 시작한다. 그립이 불편하면 자세가 망가져 경기를 그르칠 수 있기 때문에 라켓 쥐는 법은 중요하다.

언뜻 보면 쉬워 보이지만 배울 게 많다. 테니스의 그립 법은 경기 상황에 따라 다양하다. 하지만 초보자의 경우 이스턴 그립, 웨스턴 그립, 세미 웨스턴 그립, 컨티넨탈 그립 정도를 알면 충분하다.

이스턴 그립은 초보자에게 가장 추천되는 그립이다. 라켓을 지면에 평행하게 놓고, 라켓의 목 부분을 손으로 잡으면 된다. 강력하고 정확한 포핸드 샷을 구사할 수 있어 베이스라인에서의 스트로크에 적합하다.

공격적인 플레이를 좋아하는 성향이라면 웨스턴 그립을 익히는 게 좋다. 쥐는 법은 이스턴 그립과 유사하지만, 손바닥이 라켓의 바닥 면에 닿도록 하는 것이 차이점이다.

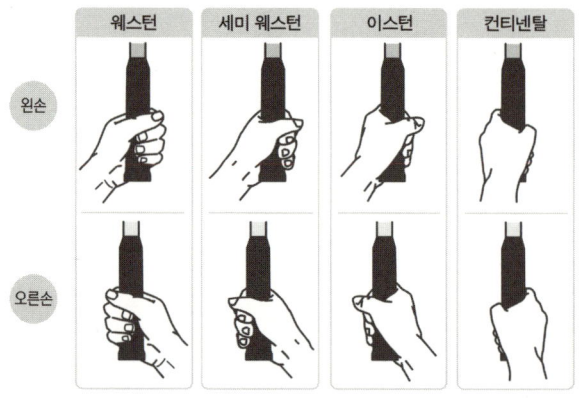

> 테니스는 경기 상황에 따라 다양한 그립을 사용하지만, 초보자는 이스턴, 웨스턴, 세미 웨스턴, 컨티넨탈 그립 정도만 알아도 충분하다.

이스턴 그립과 웨스턴 그립의 중간에 위치한 세미 웨스턴 그립은 높은 공과 낮은 공을 모두 잘 처리할 수 있는 것이 특징이다.

컨티넨탈 그립은 만능 그립으로 서브와 발리 시 자주 사용된다. 라켓을 수직으로 세우고 라켓의 목 부분을 잡아야 한다. 초보자에게는 익숙하지 않을 수 있지만 빠른 그립 전환이 가능해 익혀두면 발리와 슬라이스 샷을 하는 데 유리하다.

나정웅 U-14 남자테니스대표팀 감독은 "테니스도 라켓 종목이지만 탁구나 배드민턴과는 완전히 다르다"며 "일단 공과 라켓의 무게가 있어 임팩트 자체가 쉽지 않다. 이 때문에 그립을 제대로 쥐어야 공을 제대로 때려낼 수 있다"고 말한다.

이어 "또한 스트로크에 따라 공의 구질이 변화기 때문에 올바른 그립부터 스윙까지 꾸준한 연습을 해야 만족할 만한 경기력을 낼 수 있다"고 설명한다.

그립을 익혔다면 다음으로는 스텝을 배워야 한다. 기본적으로 공을 쫓아갈 때 사용되는 러닝 스텝, 공이 생각보다 길 때 포핸드로 돌아서기 위해 쓰는 백 스텝, 옆으로 이동할 때 가고자 하는 방향의 반대 발을 이용해 밀어주듯 가볍게 뛰는 사이드 스텝 등 종류가 다양하다.

나 감독은 "공이 날아가는 방향에 맞게 첫 발의 스타트를 잘 끊어야 한다. 아무리 치는 기술이 좋아도 공을 쫓아가지 못하면 소용없다"며 "테니스의 고수가 되려면 손(그립, 스윙) 외에도 발(스텝)을 잘 쓸 줄 알아야 한다"고 말한다.

또한 "골키퍼가 공을 막는 자세처럼 두 발을 어깨 넓이 정도로 벌린 후 공의 움직임에 따라 도움닫기를 잘 해야 한다"며 "이때 발을 지면에 대고 탄력을 이용해 움직이는 것이 중요하다"고 설명한다.

테니스의 매력을 느낀 동호인들은 실력 향상을 위해 많은 돈과 시간을 투자하기도 한다. 승패가 갈리는 스포츠의 특성상 이기기 위해 스스로 노력하는 것은 당연한 일이다.

그러나 지나친 승부욕으로 불필요한 스트레스를 받는 경우도 많다. 심신의 건강을 위해 시작한 운동이 과욕으로 인해 오히려 자신을 괴롭히게 되는 것이다. 이 때문에 지도자들은 동호인들이 지나치게 승부에 매몰되면 안 된다고 조언한다.

나 감독은 "이형택, 정현, 권순우 등 스타 선수가 꾸준히 배출되면서 테니스의 위상이 점점 높아지고 있다. 테니스 의류 등 전반적인 산업도 발전하는 추세"라며 "동호인들이 테니스의 위상을 더 높이기 위해서는 기술 향상뿐 아니라 에티켓을 지키는 것도 중요하다"고 말한다.

이어 "욕심을 내려놓지 못하면 제대로 배우지 못할뿐더러 상대와 즐길 수도 없다"며 "자신의 경기력이 잘 나오지 않을 때 상대에게 화풀이하는 경우도 있는데 이런 자세는 정말 옳지 않다. 결과에 승복하는 자세가 중요하다"고 강조한다.

그러면서 "상대방에 대한 존중, 하급자에 대한 배려 등 동호인들이 전반적으로 신사다운 모습을 유지한다면 생활 체육계에서 테니스의 위상이 지금보다 더 높아질 것"이라고 조언한다.

테니스를 할 때 **주의할 점**

- **충분한 준비 운동:** 경기 전 스트레칭과 가벼운 조깅으로 몸을 충분히 풀어 부상을 예방해야 한다. 어깨, 팔꿈치, 무릎, 발목 등 주요 관절을 집중적으로 풀어주는 것이 좋다.

- **올바른 기술 및 자세 숙지:** 잘못된 스윙 자세나 불안정한 스텝은 관절에 부담을 준다. 전문 코치에게 올바른 자세를 배우고 꾸준히 연습하여 부상 위험을 줄여야 한다.

- **적절한 장비 착용:** 발목을 지지하는 테니스화와 적절한 라켓을 사용해야 한다. 부적절한 장비는 경기력 저하와 부상으로 이어질 수 있다.

- **자신의 체력 수준 고려:** 체력을 고려하지 않은 무리한 장시간의 경기나 과도한 플레이는 피해야 한다. 충분한 휴식을 취하고 수분을 자주 보충하여 탈수를 막아야 한다.

- **주변 환경 및 안전 수칙 확인:** 코트 바닥과 주변에 위험 요소가 없는지 확인해야 한다. 공이 날아오는 방향을 항상 주시하고, 다른 플레이어와 안전거리를 유지하여 충돌을 방지해야 한다.

05
배드민턴 I

농구와 유사한 점이 많아
체력 소모가 심하다

| 운동 자문 인용 |

배연주 코치
소민영 코치

"라켓 상하좌우를 다 움직이고
점프까지 해야 하는 격렬한 운동이다.
하체 근력이 가장 중요하고,
스트레칭을 하지 않으면 부상 위험이 높아진다."

● 배드민턴은 네트를 사이에 두고 라켓으로 셔틀콕을 쳐서 주고받는 스포츠다. 정규 경기는 실내 코트에서 진행되지만 일반인들은 야외 공원에서 네트 없이도 가볍게 즐길 만큼 친숙한 운동이다.

구기 종목 중에서는 드물게 신장이나 체급에 의한 제약이 적은 편이고, 초기 투자비용도 부담스럽지 않아 남녀노소 누구나 쉽게 입문할 수 있다. 전국적으로 배드민턴 동호인은 약 300만 명으로 추산되고 있다. 이 자체로도 모든 종목을 통틀어 가장 높은 수준이다. 여기에 아파트 단지나 약수터, 야외 공원 등 곳곳에서 즐기는 사람까지 포함하면 배드민턴 인구는 셀 수 없이 늘어난다.

제5장 라켓 운동

의욕적으로 배드민턴을 시작하는 입문자들은 대부분 빨리 라켓을 잡고 싶어 한다. 아이들도 어르신들도 즐기는 종목이라 쉽게 보고 덤비는 경향이 있다. 그러나 충분한 준비 운동이 선행되지 않으면 부상의 위험이 큰 종목이다. 코트를 뛰어다닐 수 있는 하체 근육, 라켓을 휘두를 수 있는 어깨 근육을 충분히 풀어줘야 한다.

'2014년 인천 아시안게임' 은메달리스트로 2016년 은퇴 후 동호인들을 지도하고 있는 배연주 코치는 "배드민턴을 배우러 오는 분들은 적당히 탄수화물을 겸비한 식사를 하고 오는 것이 좋다. 그렇지 않으면 운동 중 빈혈기가 올 수 있다"고 말한다. 그만큼 활동량·운동량이 많다는 의미다.

배 코치는 "준비 운동은 필수다. 제대로 몸을 풀지 않고 무작정 시작하면 무릎, 십자인대, 아킬레스건, 어깨, 팔꿈치 등 여러 곳에서 부상 위험이 크다"며 "코트에 들어가기 전 고무 밴딩 운동으로 근육을 늘려줘야 한다. 서서 벽을 잡고 하체를 쭉 늘어뜨리는 운동도 있다"고 말한다.

이어 "종아리 근육이 당겨지는 느낌이 들 때까지 충분히 몸을 풀어줘야 부상의 확률을 줄일 수 있다. 그다음 어깨를 상하좌우로 흔드는 스트레칭을 해주는 것이 좋다"며 "평소에 적당한 무게로 웨이트트레이닝을 하는 것과 사이클을 타는 것도 도움이 된다"고 소개한다.

국가대표를 지낸 뒤 10년 넘게 지도자 생활 중인 소민영 코치 역시 "솔직히 배드민턴을 배우러 오시는 분 중 정식으로 준비 운동을 하는 사례를 보기 힘들다"며 "준비 운동을 착실히 해야 제대로 배우고 오랫동안 즐길 수 있다"고 강조한다.

라켓을 사용하는 배드민턴은 언뜻 테니스나 탁구, 스쿼시 종목과 결이 같아 보인다. 그러나 전문가들의 의견은 다르다. 라켓 운동이지만 오히려 쉼 없이 코트를 누비는 농구와 유사하다는 설명이다.

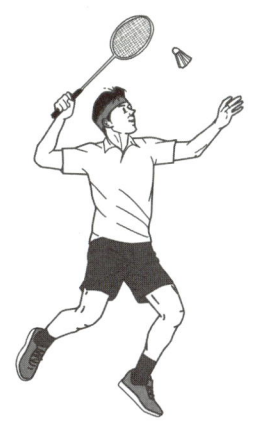

배드민턴은 어깨 위 스윙과 점프, 다양한 스텝이 요구되어 농구와 유사하며, 실제로 농구선수 출신들이 배드민턴을 쉽게 배운다.

소 코치는 "탁구는 스윙이 주로 옆으로만 이뤄진다. 테니스도 서비스를 제외하고는 거의 옆 스윙"이라며 "그에 반해 배드민턴은 어깨 위 스윙이 필요하다. 또 탄력 있는 점프, 상하좌우로 이뤄지는 스텝이 필요하다는 점에서 농구와 흡사하다. 실제로 농구선수 출신들이 배드민턴을 빨리 배운다"고 말한다.

 이 때문에 입문자들에게 스텝 교육은 필수다. 조금 지루하게 느껴질 수는 있으나 스텝과 풋워크를 착실하게 익혀야 구석을 찌르는 셔틀콕을 받아낼 수 있다.

 배드민턴 스텝은 걸음을 걷듯이 편하게 발을 이동하는 러닝 스텝과 펜싱처럼 전·후진 위주로 이뤄지는 슬라이딩 스텝 등 크게 두 가지로 구분된다. 경기 상황에 따라 발로 바닥을 차서 몸을 지면에서 살짝 띄우는 스플릿 스텝도 사용된다.

 배 코치는 "스텝을 제대로 배우지 못하면 셔틀콕을 받아낼 수 없다. 지루하더라도 스텝 교육을 제대로 받길 권한다"며 "스텝 도중 발에 물집이 잡힐 수 있기 때문에 미끄럼 방지 양말과 발 사이즈에 딱 맞는 배드민턴화를 착용해야 한다"고 조언한다.

배드민턴이 건강에 좋은 점

- **심폐 지구력 향상:** 코트를 빠르게 움직이고, 셔틀콕을 받아치며 심박수를 높여 심장과 폐 기능을 강화한다. 이는 유산소 능력과 심혈관 건강 증진에 효과적이다.

- **민첩성 및 반사 신경 발달:** 셔틀콕의 빠르고 불규칙한 움직임에 반응하려면 순간 판단력과 빠른 움직임이 요구된다. 꾸준히 배드민턴을 치면 민첩성과 반사 신경도 크게 향상된다.

- **전신 근력 및 유연성 강화:** 라켓 휘두르기, 점프, 몸 비틀기 등은 팔, 다리, 코어 등 전신 근육을 사용하게 한다. 이는 근력을 키우고, 관절 유연성을 증진하는 데 도움을 준다.

- **스트레스 해소 및 정신 집중:** 셔틀콕에 집중하고 게임 흐름을 읽는 과정은 일상 스트레스를 잊게 해준다. 성공적인 샷이나 득점은 성취감과 기분 전환에도 좋다.

- **체중 관리 및 협응력 발달:** 유산소 운동을 꾸준히 하면 체지방을 줄이고 건강한 체중을 유지하는 데 이롭다. 또한 눈과 손, 발의 움직임을 동시에 조절해 전반적인 신체 협응력 향상에도 기여한다.

06
배드민턴 II

더 이상 약수터 운동이 아니며
에티켓을 지켜야 한다

| 운동 자문 인용 |

배연주 코치
소민영 코치

"하이클리어부터 헤어핀까지 소화하려면
최소 6개월이 걸린다.
동호인도 A~D 4개 등급으로 나뉘며,
스트레스를 받지 말고 즐겨야 한다."

● 충분한 준비 운동에 이어 스텝까지 익혔다면 이제 라켓을 잘 잡아야 한다. 상황별로 다르게 날아오는 셔틀콕에 원활하게 대처하기 위해서는 정확한 그립으로 라켓을 쥐는 게 필요하다.

배드민턴의 그립 법은 크게 포핸드 그립, 백핸드 그립으로 구분되는데 몸을 정면으로 두고 치는 포핸드 그립이 기본이다. 포핸드 그립에서는 다시 이스턴 그립과 웨스턴 그립으로 나뉜다.

그립의 가장 기본인 이스턴 그립은 지면과 라켓이 수직이 되도록 잡는 방법이다. 손잡이를 악수하듯이 쥔 채 라켓의 그물 부분이 위아래를 향하는 것이 아니라 좌우를 보게 하도록 돌려 잡아야 한다.

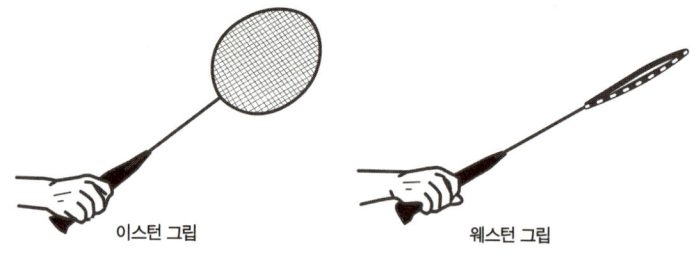
이스턴 그립　　　웨스턴 그립

> 배드민턴 그립은 크게 포핸드 그립과 백핸드 그립으로 나뉘며, 그중에서도 몸을 정면으로 두고 치는 포핸드 그립이 기본이고, 이는 다시 이스턴 그립과 웨스턴 그립으로 구분된다.

대부분 동호인은 라켓 면을 세워서 잡는 것이 어색하기 때문에 처음에는 '제대로 셔틀콕을 칠 수 있을까' 걱정하지만 상체를 살짝 틀면 라켓 면이 정면을 향해 있어서 충분히 칠 수 있다.

반면, 웨스턴 그립은 파리채를 잡은 모양과 흡사해 '파리채 그립'이라고도 불린다. 잡기에 쉬워 초보자들이 많이 사용하지만 포핸드에서 백핸드로의 전환이 늦고 손목의 움직임이 제한적이라 다양한 기술을 구사할 수 없다.

소 코치는 "라켓이 비쌀수록 기술력이 좋아 가볍다. 그러나 입문자의 경우 지나치게 비싼 라켓은 필요 없다. 8~10만 원짜리면 충분하다"며 "처음 이스턴 그립을 잡으면 적응하기 어렵지만 습관을 잘 들이는 게 중요하다"고 설명한다.

라켓을 제대로 잡았다면 하이클리어부터 배운다. 하이클리어는 스트로크의 기본으로 포핸드로 상대편 코트를 향해 깊숙이 치는 샷이다. 이어 점프 스윙이나 스매시, 드롭샷, 헤어핀 등으로 기술들을 늘려간다. 특히, 네트 바로 앞에서 수직으로 쳐올려 네트를 스칠 듯이 넘기는 타법인 헤어핀은 상대 수비의 허를 찔러 점수를 내기에 용이한 기술이다.

배 코치는 "100% 스윙으로 하이클리어를 친다면 헤어핀은 20~30%만의 힘을 사용한다. 끊임없는 감각 훈련이 동반돼야 실전에서 쓸 수 있다"며 "하이클리어부터 헤어핀까지 모든 기술을 완성도 있게 치려면 최소 6개월은 잡아야 한다"고 강조한다.

배드민턴은 저변화(보다 많은 사람들이 배드민턴을 접하고 즐기게 만드는 환경)가 잘 돼 있다. 동네 뒷산 약수터에서 배드민턴을 치는 사람을 어렵지 않게 볼 수 있다. 그렇게 출발한 이들 중 일부는 보다 나은 실력을 위해 동호인이 되는데, 배우는 과정에서 지나치게 승부에 과열되는 양상을 보이기도 한다.

생활 체육 지도자들은 동호인들이 즐기지 못하고 승부에만 매몰되면 안 된다고 조언한다. 소 코치는 "2008년 베이징 올림픽' 때 이용대의 활약으로 배드민턴 인구가 폭발적으로 늘었고, 최근 안세영의 선전에 여자 동호인들도 많이 증가했다. 이제 배드민턴이 '약수터 운동'이라는 이미지에서 벗어났으면 좋겠다"며 "그러기 위해서는 기술을 배우는 것뿐 아니라 에티켓을 지키는 것도 중요하다"고 말한다.

현재 동호인들은 A~D까지 네 가지 등급으로 구분된다. 지자체별 배드민턴협회장기 대회 결과에 따라 등급 라이선스가 발생한다. 요넥스 등 배드민턴 용품사들이 주최하는 수많은 사설 대회에서도 라이선스를 구분하기도 한다.

A등급 동호인들은 전문 선수들과 랠리를 하는 데 무리가 없는 수준이다. 아마추어 레벨에서는 선망의 대상이 된다. 자연스럽게 보다 높은 등급으로의 욕심이 생기고, 때문에 일부 동호인들은 등급 올리기에만 혈안이 돼 배드민턴이 주는 여러 장점들을 놓치는 경우가 더러 생긴다.

소 코치는 "동호인들에게 배드민턴은 즐거운 취미이자 건강을 위한 좋은 운동이어야 한다. 승부욕이 생길 수는 있지만 스트레스를 받는 수준으로 가서는 안 된다. 그래야 건강하게 오래오래 배드민턴을 즐길 수 있다"고 강조한다.

인천에서 활동하는 한 50대 배드민턴 동호인은 "배드민턴으로 땀을 흘리다 보면 신체가 건강해지고 정신이 상쾌해지는 것을 느낀다. 하루를 살아가는 데 활력소를 느낀다. 기술적으로 성장하는 것도 중요하지만 즐기는 데 초점을 두고 계속해서 배드민턴과 함께할 것"이라고 말한다.

배드민턴을 할 때 **주의할 점**

- **충분한 준비 운동:** 경기 전 어깨, 손목, 무릎, 발목 등 주요 관절을 충분히 스트레칭해야 한다. 이는 갑작스러운 움직임으로 인한 근육 통증이나 관절 부상을 예방하는 데 중요하다.

- **올바른 자세와 스텝 숙지:** 셔틀콕을 정확히 치고 효율적으로 움직이려면 올바른 라켓 그립, 스윙 자세, 발 스텝을 익혀야 한다. 잘못된 자세는 부상이나 경기력 저하로 이어질 수 있으니 주의해야 한다.

- **적절한 장비 착용:** 미끄럼 방지 및 발목 지지 기능이 있는 배드민턴화를 신어야 한다. 손목 보호를 위한 아대와 실력에 맞는 라켓 선택도 부상 예방에 도움이 된다.

- **주변 환경 및 안전거리 확보:** 코트 주변에 장애물이 없는지 확인하고 바닥이 미끄럽지 않은지 살펴야 한다. 복식 경기 시 파트너와 부딪히지 않도록 서로의 위치를 확인하고 안전거리를 유지해야 한다.

- **자신의 체력 수준 고려:** 무리하게 긴 시간 동안 경기하거나 체력 이상으로 플레이하는 것은 피해야 한다. 충분한 휴식을 취하고 수분을 보충하여 탈진이나 과로로 인한 부상을 예방해야 한다.

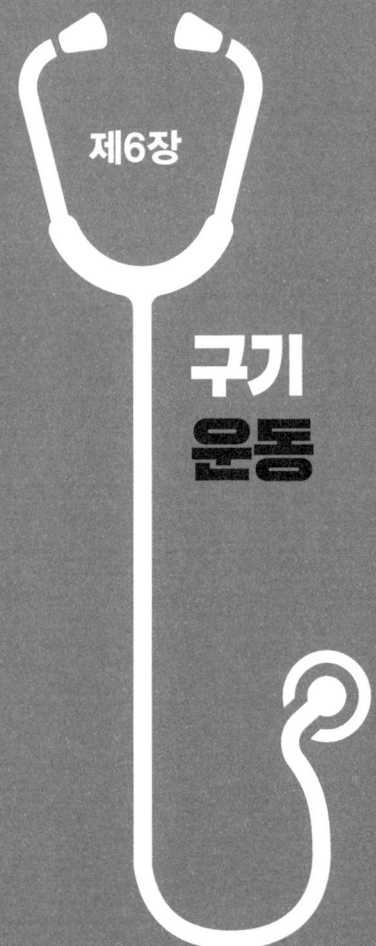

제6장 구기운동

01
야구 I

전신 근력 강화에 도움이 되고
순발력과 민첩성을 키워준다

| 운동 자문 인용 |

김태훈 인천 남동구 브라더스포츠 아카데미 간석점 코치

야구는 민첩성과 유연성을
키울 수 있는 종목이다.
접근은 쉬워 보이지만
고급 기술이 필요한 스포츠다."

● 야구는 국내 프로스포츠 중 가장 많은 인기를 누리고 있는 종목 중 하나이다. 미국에서 시작돼 일본을 거쳐 한국으로 온 야구는 해방 이후 점차 확산됐다.

고교야구, 대학야구, 실업야구가 인기를 끌자 1982년에는 프로야구가 출범했다. 이후 40년이 넘는 세월 동안 부침도 있었지만 지금은 국민 대다수가 응원하는 팀이 있을 만큼 대중적인 스포츠가 됐다.

프로야구의 인기는 사회인 야구로 연결됐다. 축구나 농구와 달리 야구는 갖춰야 할 장비가 많지만 야구의 매력에 빠진 사람이 꽤 많다. 현재 1,000개가 넘는 사회인야구팀에서 20만 명 이상의 선수가 활동하는 것으로 추산된다.

사회인 야구는 기본적으로 신체 활동을 통해 건강을 증진하고, 주중 쌓인 스트레스를 해소하는 데 큰 도움을 준다. 넓은 야외에서 공을 던지고, 치고, 달리는 과정 자체가 큰 즐거움과 활력을 제공한다.

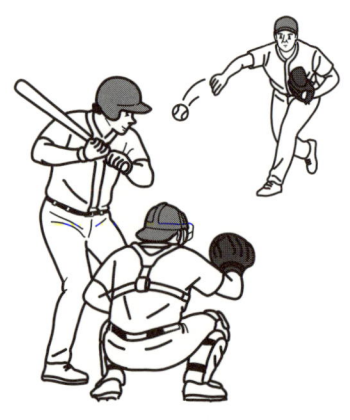

> 사회인 야구는 넓은 야외에서 공을 던지고, 치고, 달리며 신체 활동을 통해 건강을 증진시키고, 일상에서 쌓인 스트레스를 해소하는 데 큰 도움을 준다.

프로야구 관람만으로는 느낄 수 없는 '직접 해보는' 즐거움이 사회인 야구의 핵심이다. 경기를 직접 뛰면서 야구의 복잡한 규칙과 전술을 더 깊이 이해하게 되고, 한 타구, 한 수비에 집중하면서 몰입감을 느낄 수 있다. 단순히 관람하는 것을 넘어 직접 플레이어가 되어 경기의 일부가 되는 경험은 매우 특별하다.

일반적으로 야구는 '운동량이 적다'는 편견이 있다. 경기 내내 뛰어다녀야 하는 축구나 농구와 달리 공격과 수비가 구분돼 있기 때문이다. 경기 중 전속력으로 뛸 일도 적다.

이 때문에 쉽게 생각하고 야구를 시작했다가 생각이 달라지는 경우가 많다. 하지만 야구를 직접 해본 사람이라면 결코 쉬운 운동이 아니라고 입을 모은다.

유산소 운동의 효과는 다소 적을 수도 있다. 그러나 기본적으로 강인한 체력과 근력이 동시에 필요한 운동이다. 공을 던지는 동작과 배트를 휘두르는 동작에서 안 쓰던 근육이 움직이기 때문에 충분한 준비 운동이 선행되지 않으면 부상의 위험 또한 크다.

야구를 건강하게 즐기기 위해서는 기본적으로 신체를 지탱할 수 있는 하체 근육을 키우고, 공을 던지기 위한 어깨와 팔꿈치 근육을 충분히 풀어주는 것이 중요하다.

SK 와이번스, SSG 랜더스 출신으로 현재 인천 남동구 브라더스포츠 아카데미 간석점에서 선수, 동호인을 대상으로 코칭하는 김태훈 코치는 "야구는 민첩성과 유연성을 키울 수 있는 종목"이라고 소개한다.

김 코치는 "TV로 경기만 보면 운동량이 적어 보일 수도 있지만 경기 전 훈련량이 상당하다"며 "좋은 퍼포먼스를 보이기 위해서는 반드시 고강도 연습과 훈련이 필요하다"고 강조한다.

이어 "투수와 야수 모두 공을 제대로 던지고 잡을 수 있어야 경기가 진행되는데, 연습 없이는 이조차도 힘들다"며 "몸을 유연하게 하기 위한 스트레칭은 물론, 언제 어디로 날아올지 모르는 공을 잡기 위한 스텝 연습도 동반돼야 한다"고 설명한다.

야구는 단순히 공을 맞히는 것이 아니라 포지션별 지속적인 움직임이 요구된다. 자연히 칼로리 소모량도 많다. 일반적으로 야구 경기를 한 시간만 해도 약 400~500kcal가 소모된다.

김 코치는 "현역 시절 한여름에 한 경기를 치르고 나면 4~5kg 빠질 때가 많다"고 말한다.

여름철 직사광선을 쐬며 경기를 할 때는 탈수 증상에 쓰러지는 일도 있다. 불상사를 막기 위해서는 경기 전후로 영양가 있는 음식을 든든하게 잘 먹는 것이 중요하다.

김 코치는 "경기 3시간 전 파스타로 탄수화물을 보충하는 것이 좋다. 또 경기 도중 에너지바나 바나나, 단백질 쉐이크, 비타민 음료 등을 지속적으로 섭취해서 수분과 영양을 채워줘야 한다"며 "특별히 음식에 제한을 두지 않는 사람도 있지만 탄산음료는 피해야 한다"고 설명한다.

야구가 건강에 좋은 점

- **전신 근육 활용:** 타격, 송구, 수비 등 다양한 동작을 수행하며 팔, 다리, 코어 근육을 고루 사용하게 된다. 이는 전반적인 근력과 근지구력을 발달시키는 데 도움이 된다.

- **심혈관 건강 증진:** 경기 중 달리기, 걷기, 순간적인 전력 질주 등 간헐적인 유산소 활동이 많다. 이를 통해 심박수가 높아지고 혈액 순환이 원활해져 심혈관 건강에 긍정적인 영향을 미친다.

- **민첩성 및 반사 신경 향상:** 날아오는 공을 잡거나 빠른 공을 쳐내고, 순간적으로 방향을 전환하는 동작이 많다. 이는 눈과 손의 협응력, 민첩성 그리고 반응 속도를 크게 향상시키는 데 기여한다.

- **스트레스 해소 및 정신 집중:** 복잡한 전략과 팀워크가 요구되는 야구는 경기 자체에 몰입하게 하여 스트레스를 해소하는 데 좋다. 또한 타격이나 수비 시 순간적인 집중력을 발휘해야 하므로 정신력 강화에도 도움이 된다.

- **관절 부담 감소:** 달리기나 점프가 주를 이루는 다른 구기 종목에 비해 관절에 가해지는 직접적인 충격이 적다. 이는 무릎이나 발목 등에 부담을 덜 주면서도 운동 효과를 얻을 수 있다는 장점이 있다.

02
야구 II

완벽한 제구와 강한 타격을 위해
꾸준한 연습이 필요하다

| 운동 자문 인용 |

김태훈 인천 남동구 브라더스포츠 아카데미 간석점 코치

> "적절한 팔각도와 몸통 회전을 위해서는
> 장기간의 연습이 필요하다.
> 야구공을 잡기 전에
> 튜빙밴드 운동부터 해야 한다."

● 야구를 즐기려 하는 동호인들은 빨리 야구공을 잡고 싶겠지만, 그전까지 거쳐야 할 준비 운동이 많다. 가벼운 러닝부터 시작해서 손끝부터 발끝까지 구석구석 스트레칭하며 근육을 풀어줘야 한다.

이후에는 튜빙밴드를 이용한 근력 운동을 해야 한다. 튜빙밴드 운동은 어깨 근육을 강화하고 안정성을 높여주는 탁월한 효과가 있어 부상을 예방할 수 있다. 튜빙밴드를 어떻게 활용하는지에 따라 어깨, 팔꿈치, 손목, 발목 등 부위별 근력 운동이 가능하다.

준비 운동이 끝나면 캐치볼을 시작한다. 사람마다 공을 던지는 자세가 다르다.

공을 던지는 자세는 크게 팔을 어깨 위에서 아래로 내리면서 공을 던지는 '오버스로', 팔을 어깨와 수평으로 맞힌 뒤 옆으로 공을 던지는 '사이드암', 사이드암보다 팔의 각도를 더 내리고 던지는 '언더핸드 스로', 오버스로와 사이드암의 중간 수준에서 던지는 '스리쿼터'로 분류된다. 통상 오버스로를 활용하는 비율이 높지만, 정답은 없다. 자기가 여러 동작을 취해본 뒤 맞는 방법을 선택하면 된다.

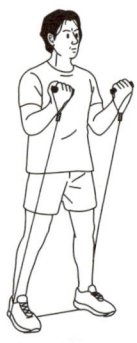

튜빙밴드를 사용한 운동은 어깨 근육을 강화하고 관절의 안정성을 향상하는 데 탁월한 효과가 있어 부상을 예방하는 데 큰 도움이 된다.

타격 자세도 마찬가지다. 앞발이 뒷발보다 뒤에 위치한 '오픈 스탠스', 앞발을 뒷발보다 더 안쪽으로 넣는 '클로즈드 스탠스', 양발을 타격 판에 평행하게 두는 '스퀘어 스탠스' 중 연습과 경기를 통해 자신에게 맞는 자세를 찾아가야 한다.

투수는 마운드에서 투구할 때 몸의 균형을 잡는 것이 중요하다. 이어 안정적인 하체를 활용해 공에 체중을 실을 수 있어야 한다.

팔의 회전 각도도 투구의 중요한 요소다. 적절한 팔 회전은 공의 스피드 및 컨트롤에 직접적인 영향을 미친다. 팔의 각도와 회전 속도가 어우러질 때 스피드와 정확도가 증가한다.

타자가 강한 타구를 날리기 위해서는 골반 회전이 중요하다. 타격 시 앞발을 땅에 견고하게 디딘 후 그 발을 회전축으로 삼아 몸을 돌리는데, 공의 코스와 구종에 따라 순간적으로 골반의 회전을 이용할 줄 알아야 한다.

야수의 경우 공이 오기 전부터 무릎을 약간 구부리고 한 발을 뒤로 살짝 빼서 출발을 준비한다. 타구가 오면 옆으로 먼저 움직인 뒤 끝까지 공을 보고 포구한다.

기본기를 제대로 익히기 위해서는 꾸준히 훈련을 해야 한다. 투수의 경우, 공이 없어도 수건을 잡고 섀도 피칭을 꾸준히 하면서 자세를 교정할 수 있다. 타자도 빈 곳에서 최대한 배트를 많이 돌리면서 자신만의 감을 찾아야 한다.

김 코치는 "정확하게 공을 던지고, 공을 치기 위한 것에는 방도가 없다. 동작마다 고난도 기술이 필요해 반복적인 연습이 필요하다"며 "이미지 트레이닝을 하는 것도 좋다"고 말한다.

글러브, 배트, 스파이크 등 필수적인 야구 장비의 종류는 천차만별이고 가격도 모두 다르다. 프리미엄 브랜드의 경우 100만 원대 글러브도 있다. 요즘은 인터넷에 장비별 가격 비교가 잘 돼 있어 일반인의 경우 이를 참조해 적당한 것을 고르기도 한다.

글러브의 경우, 내야수는 작고 빠른 송구용, 외야수는 크고 깊은 포구용, 포수는 미트, 1루수는 1루 미트를 쓴다. 가죽 종류(킵, 스티어하이드 등)와 착용감을 직접 확인하는 게 중요하다.

배트는 나무 배트가 타구감이 좋지만 잘 부러지고, 반면에 알루미늄이나 복합 배트는 튼튼하다. 자기 스윙 스피드와 힘에 맞는 길이(인치)와 무게(온스)를 골라야 한다. 드롭(길이-무게) 수치도 확인하면 좋다.

야구화는 경기장 바닥(흙, 인조잔디)에 따라 스파이크(징)나 포인트화(고무 돌기)를 선택해야 한다. 발목 보호를 위한 하이컷이나 로우컷도 고려해야 한다.

보호 장비에서 헬멧은 필수고, 타자는 암가드와 풋가드, 포수는 마스크, 프로텍터, 레그가드를 착용해야 한다. 안전이 최우선이므로 보호대도 꼭 챙기는 게 좋다.

처음에는 기본 장비로 시작해서 익숙해지면 자신에게 맞는 고급 장비로 바꿔 가는 것을 추천한다.

김 코치는 "예전에는 글러브에 길을 들이기 위해 여러 방법을 쓰기도 했지만 요새는 전문 업체가 생겨 맡기면 편하게 글러브를 쓸 수 있게 만들어 준다. 빨리 글러브를 경기에서 써야 할 경우 업체를 이용할 수도 있다"며 "스파이크의 경우 땅에 발을 디딜 때 미끄러지지 않기 위해 최대한 끈을 꽉 조이는 것을 추천한다"고 말한다.

야구를 할 때 주의할 점

- **충분한 준비 운동과 정리 운동:** 경기에 앞서 어깨, 팔꿈치, 무릎 등 주요 관절과 근육을 충분히 스트레칭해야 한다. 경기 후에도 정리 운동으로 근육의 피로를 풀어 부상을 예방한다.

- **올바른 장비 착용:** 타격 시에는 헬멧을 반드시 착용하고, 글러브, 스파이크 등 보호 장비를 사용해야 한다. 이는 날아오는 공이나 미끄러짐으로 인한 부상을 크게 줄여줄 수 있다.

- **투수 및 타자 간 안전거리 유지:** 투구 연습이나 타격 연습 시에는 반드시 충분한 거리를 유지해야 한다. 특히, 타자가 스윙할 때 배트에 맞거나 날아오는 공에 다치는 사고를 조심해야 한다.

- **송구 및 수비 시 주변 확인:** 공을 던지기 전에 주변에 다른 선수가 있는지 확인하고, 수비 시에는 동료와의 충돌에 유의해야 한다. 서로의 움직임을 예측하고 소통하여 불필요한 사고를 막아야 한다.

- **자신의 체력 수준 고려:** 무리하게 긴 시간 동안 경기를 하거나 자신의 체력 이상으로 플레이하면 안 된다. 충분한 휴식을 취하고 수분을 보충하여 탈진이나 근육 경련을 예방하는 것이 중요하다.

03
족구 |

하체 근력 및 코어 근육을 강화하고
심폐 지구력 향상에 좋다

| 운동 자문 인용 |
이광재 조이킥스포츠 대표

> "뜬공을 다루는 족구는 안축차기만 잘해도
> 초보에서 탈출할 수 있다.
> 공격할 때는 축을 유지한 채로
> 리듬을 타며 찬다."

● 족구는 소싯적 누구나 한 번씩은 해봤을 운동이다. 공터에서 별다른 장비 없이 공 하나만 있으면 남녀노소 손쉽게 할 수 있다.

친목을 다지는 데 족구만큼 좋은 운동이 없다. 학교 체육대회와 엠티(MT)는 물론 직장 내 각종 행사에서도 빠지지 않는 게 족구다.

족구는 1990년부터 직장인을 중심으로 붐이 일어났고, 현재는 대표적인 생활 체육으로 자리 잡았다. 대한족구협회에 따르면 공식 등록된 클럽 수만 3,000개를 넘고 동호인이 6만 명에 육박한다.

한세대 족구부 1기로 '한국 족구의 전설'로 통하는 이광재 조이킥 스포츠 대표는 "족구는 정말 재밌는 운동"이라며 "다들 처음에는 족구를 놀이로 접근한다. 공이 오가다가 멋있는 기술을 펼치기도 한다. 더 깊게 빠져들면 공을 받고 띄운 뒤 (공격으로) 차는 것까지 하나의 전술로 이뤄지는 족구의 매력을 느낄 수 있다"고 말한다.

족구는 '서브-받기-띄우기-차기'가 기본적인 경기 흐름으로 자신의 코트 안에서 세 번의 터치 내 상대 코트로 넘겨야 한다. 공을 계속 땅에 떨어뜨리지 않고 터치해야 하는 세팍타크로(발과 머리를 사용해 공을 주고받는 구기 종목으로 일명 '발로 하는 배구')와 다르게 족구는 한 번 바운드까지 허용된다.

아무래도 뜬공을 잘 다루느냐가 관건인데 안축차기만 잘해도 초보 딱지를 뗄 수 있다. 안축차기는 발의 가장 넓은 안축으로 공을 차는 것이다. 축구로 비유하면 인사이드 킥과 같다. 기본 중의 기본이라 가장 먼저 족구를 배우는 동작이다.

이 대표는 "축구는 잘해도 족구는 어렵다고 하는 사람들이 있다. 처음에는 뜬공을 다루는 걸 힘들어할 수 있다. 단순히 공을 차는 것이 중요한 게 아니라 동료 선수에게 전달하거나 상대 코트로 공격할 때도 공이 바운드된 뒤의 높이와 거리까지 계산해야 한다"고 말한다.

족구아카데미를 설립하고, 동호인 양성에도 힘쓰는 이 대표는 "초보가 3개월 동안 착실하게 기본기를 배우면 어느 정도 숙련된 이들과도 경기할 수준은 된다. 그리고 조금씩 기술도 배워나간다"며 "6개월 정도 기량을 닦으면 공을 받고 공격하는 자세 등에 확연한 변화가 생긴다"고 말한다.

족구는 학교, 회사, 동네마다 제각각 '룰'이 다르다. 하지만 정식 족구 경기는 4인제로 진행한다. 팀당 공격수와 띄움수(세터), 우수비, 좌수비 등 4개 포지션으로 구성한다.

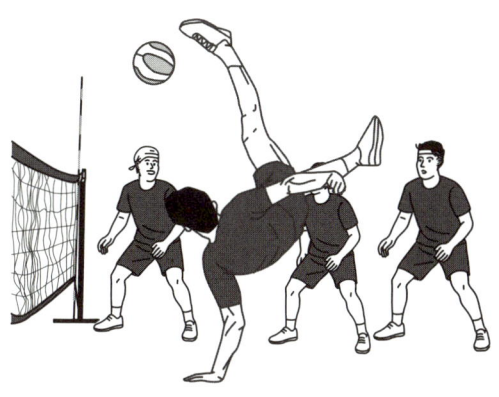

족구는 지역이나 단체마다 규칙이 다를 수 있지만, 정식 경기는 공격수, 띄움수, 우수비, 좌수비 등 4명의 포지션으로 구성된 팀이 겨루는 방식으로 진행된다.

이 대표는 "족구 경기를 할 때 가장 중요한 것은 상대의 공격수가 쉽게 공격할 수 없도록 해야 한다"며 "네트에 최대한 붙이거나 스핀을 많이 준 서브로 어렵게 만들어야 하는데, 거꾸로 상대 팀은 수비를 잘해야 뒤이어 공격을 잘할 수 있다"고 말한다.

처음 시작할 때는 수비수부터 맡아 단계를 거쳐 띄움수 혹은 공격수로 올라가는 것이 일반적이다. 각 포지션에 요구되는 조건이 다른 만큼 어느 하나 중요하지 않은 포지션이 없다. 팀이 톱니바퀴처럼 잘 움직이기 위해서는 각자 역할을 다해줘야 한다.

수비수는 상대의 서브를 네트 3m 안으로 받아내야 팀이 공격을 펼치기가 용이하다. 좌우 수비수의 특성도 다르다. 우수비는 A속공에 대응해야 하고 수비 범위가 넓어 더 발이 빨라야 하고, 좌수비는 리시브를 할 수 있는 거리가 짧아 컨트롤이 좋아야 한다.

족구는 사령관 역할을 하는 띄움수의 기량이 중요하다. 띄움수는 공격수가 잘 공격할 수 있도록 공을 정확하게 배급하기 때문에 팀 내 가장 컨트롤이 좋은 선수가 맡는다.

공격수는 찍어차기, 꺾어차기, 비껴차기 등 다양한 기술로 득점을 올리기 때문에 족구의 꽃으로 불린다. 신체 균형이 잘 잡혀 있고 운동 신경과 힘이 좋은 선수가 공격의 마무리를 책임진다.

이 대표는 "공격할 때는 몸이 앞으로 쏠리면 안 된다. 디딤발로 축을 잡아놓고 상체를 고정한 채로 다리만 자연스럽게 뻗어줘야 한다. 이때 축은 공을 찬 뒤에도 끝까지 버텨줘야 한다"며 "리듬을 타면서 멀리 찬다는 느낌으로 해야 한다"고 조언한다.

▌족구가 건강에 좋은 점

- **전신 근력 및 협응력 향상:** 족구는 발, 다리, 코어 근육을 집중적으로 사용해 공을 차고 트래핑하는 운동이다. 이러한 동작은 하체 근력을 강화하고 전신 근육의 협응력을 높여준다.

- **심폐 지구력 강화:** 좁은 공간에서 빠르게 움직이며 공을 주고받는 족구는 심박수를 효과적으로 높여준다. 이는 심혈관 시스템을 강화하고 심폐 지구력을 향상시키는 데 기여한다.

- **순발력 및 민첩성 증진:** 족구는 빠르게 날아오는 공에 반응하고, 방향을 전환하는 등 순간적인 판단과 민첩한 움직임을 요구한다. 이러한 반복적인 훈련은 순발력과 민첩성을 크게 향상시킨다.

- **유연성 및 균형 감각 발달:** 다양한 각도로 발을 사용하고 몸의 균형을 유지해야 하는 족구의 특성상 유연성이 향상된다. 또한 공의 움직임에 맞춰 신체를 조절하며 균형 감각을 발달시킬 수 있다.

- **스트레스 해소 및 사회성 향상:** 동료들과 함께 팀플레이를 펼치며 경기에 몰입하는 과정은 스트레스를 해소하고 정신 건강에도 긍정적인 영향을 준다. 팀원들과의 소통과 협력을 통해 사회성과 유대감을 높일 수 있는 운동이다.

04

족구 II

올바른 자세와 기술 숙지로 부상을 예방해야 한다

●

| 운동 자문 인용 |

이광재 조이킥스포츠 대표

> "공이 시속 100km로 날아오는 족구는
> 단순한 놀이가 아니다.
> 발목 인대, 햄스트링, 목 디스크 등
> 부상에 주의해야 한다."

● 네트 경기인 족구는 상대 선수와 직접적으로 경합하지는 않는다. 높이 뛰어올랐다가 착지하는 동작도 없기 때문에 부상 위험이 크지 않다.

하지만 족구도 순발력을 요구하고 온몸을 쓰는 운동인 만큼 부상 관리에 신경 써야 한다. 준비 운동도 없이 무리하게 몸을 움직였다가는 다칠 수 있다. 즐거운 놀이 같은 스포츠이지만, 부상 위험이 도사리고 있는 운동이기도 하다.

족구하기 전에 준비 운동은 필수다. 안 그러면 다치기 딱 좋은 운동이기 때문이다.

족구는 발을 많이 쓰고, 순간적인 방향 전환이나 점프가 잦은 운동이다. 이런 동작들을 갑자기 하면 근육이나 관절에 무리가 와서 삐끗하거나 찢어질 수 있다. 특히, 아킬레스건 파열이나 발목 염좌 같은 부상은 족구에서 흔하게 일어난다. 준비 운동으로 몸을 충분히 데워주고, 근육과 인대를 미리 늘려주면 이런 부상 위험을 크게 줄일 수 있다.

또한, 몸이 충분히 풀리지 않은 상태에서는 제대로 된 실력을 발휘하기 힘들다. 근육이 뻣뻣하면 발로 공을 찰 때 힘이 제대로 실리지 않고, 민첩한 움직임도 어려워진다. 준비 운동을 통해 혈액 순환이 원활해지고 근육의 유연성이 높아지면 더 빠르고 정확하게 공을 차고 받을 수 있다. 집중력도 높아져서 경기력 향상에도 큰 도움이 된다.

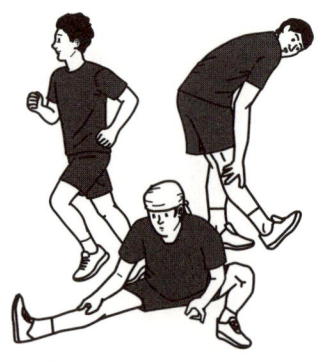

> 족구와 같은 격렬한 운동 전에 가벼운 조깅이나 스트레칭을 통해 몸을 풀어주는 것은 신체에 가해지는 충격을 줄이고 쉽게 지치는 것을 방지하는 데 필수적이다.

준비 운동은 경기 후 찾아오는 피로감을 줄이는 데도 도움이 된다. 운동 전에 몸의 온도를 높여주고, 심박수를 서서히 올리면 운동 중 몸에 가해지는 부담을 분산시킬 수 있다. 갑작스러운 운동은 몸에 충격을 줘서 더 쉽게 지치게 만들기 때문에 가벼운 조깅이나 스트레칭, 동적 스트레칭으로 충분히 몸을 풀어주는 게 중요하다.

이광재 조이킥스포츠 대표는 "족구는 상대의 다양한 공격에 빠르게 대처해야 하므로 순발력이 중요하다. 빠른 공에 대응하려고 순간적으로 동작을 틀다가 발목 인대나 햄스트링이 파열되는 경우도 발생한다. 이에 경기 전에는 목, 손목, 발목, 관절 등을 풀어주는 스트레칭을 꼭 해줘야 부상을 방지할 수 있다"고 설명한다.

특히, 목 스트레칭은 꼭 해야 한다. 족구는 공을 가볍게 차는 듯 보여도 강하게 공격할 때 공의 속도가 시속 100㎞에 달한다. 빠른 공을 머리로 막으려다가는 머리에 강한 충격을 받아 목디스크를 당할 수 있다.

건강하게 족구를 하기 위해서는 하체 근력도 키워야 한다. 족구의 기본자세는 '기마자세'다. 서 있는 것이 아니라 이 자세를 계속 유지해야 하는데, 처음에는 허벅지와 종아리 근육이 땅기는 등 힘들 수 있다. 하체를 단련하면 기마자세가 편안하고 익숙해질 수 있다.

아울러 족구는 보통 '주발'만 사용하는데, 축인 디딤발이 틀어지지 않아야 한다. 이를 방지하기 위해서는 신체 균형이 잘 잡히도록 신경 써야 한다. 몸을 풀 때는 양발로 모두 차보면서 균형을 잡아가는 것이 좋다.

운동화만 신고서 가볍게 운동할 수 있지만 전용 신발을 착용하면 운동 효과를 더욱 누릴 수 있다. 축구에 축구화, 농구에 농구화가 있듯이 족구 역시 족구화가 있다.

족구화 바닥은 미끄럽지 않게 제작되는데 경기하는 것은 물론 부상 방지에도 도움이 된다. 또한 다른 신발과 비교해 안축이 상당히 평평한 편으로 공을 안정적으로 찰 수 있도록 해준다.

족구화를 고를 때는 자기 발에 딱 맞게 착용하는 것이 좋다. 이 대표는 "족구화를 신었을 때 안쪽에 공간이 생기지 않아야 공을 원하는 대로 다룰 수 있다"고 말한다.

일상에서 가볍게 족구를 할 때는 일반적으로 축구공, 배구공 등 아무 공이나 사용한다. 하지만 정식으로 족구를 한다면 족구공 사용법을 익혀야 한다. 약 200㎜, 330g 제원의 족구공은 축구공보다 작고 탄성이 좋다. 너무 딱딱하지 않도록 12조각으로 꿰맨 것도 특징이다.

이 밖에도 족구 용품은 조금씩 차이점이 있다. 바지는 다리를 들어 올리는 동작이 많은 만큼 기장이 짧고, 양말은 발목 보호를 위해 스포츠양말보다 더 두툼하다.

족구를 할 때 주의할 점

- **충분한 준비 운동:** 족구는 갑작스러운 방향 전환과 점프가 많은 운동이다. 경기 전 최소 10분 이상 스트레칭과 가벼운 조깅으로 몸을 충분히 풀어 근육과 관절의 부상을 예방해야 한다.

- **올바른 자세와 기술 숙지:** 잘못된 자세로 공을 차거나 무리하게 점프하면 무릎, 발목, 허리 등에 부담이 갈 수 있다. 기본적인 족구 기술과 올바른 자세를 익혀 신체에 가해지는 부담을 줄여야 한다.

- **적절한 신발 착용:** 족구는 접지력이 중요하므로 미끄럼 방지 기능이 있고, 발목을 잘 지지해 주는 족구화나 운동화를 착용해야 한다. 미끄러운 신발은 넘어지거나 발목을 삐는 부상으로 이어질 수 있다.

- **무리하지 않는 경기 운영:** 자신의 체력 수준을 고려하여 무리한 플레이를 피하고 적절히 휴식을 취해야 한다. 과도한 경쟁이나 승부욕은 부상 위험을 높일 수 있으니 주의해야 한다.

- **주변 환경 확인:** 경기장 바닥에 미끄러운 물질이나 장애물이 없는지 확인하고 안전한 환경에서 경기를 해야 한다. 특히, 야외에서 족구를 할 때는 지면 상태나 주변 시설물을 꼼꼼히 살펴야 한다.

05

볼링 |

코치에게 '스텝'만이라도 배우는 게 좋다

| 운동 자문 인용 |

오일수 프로볼링협회 전무이사

> "제대로 된 기본 동작이
> 부상을 막고 재미를 늘린다.
> 대부분 볼링장에 코치가 상주하고 있어
> 기초 스텝 등 레슨이 가능하다."

● 볼링은 어린아이부터 노년층까지 다양하게 즐길 수 있는 가족 운동으로 꾸준히 사랑받고 있는 레저 스포츠다.

규칙이 복잡하지 않아 어린아이들도 흥미를 붙이기에 좋고, 근력보다는 자세와 리듬이 중요하기 때문에 체력, 관절이 좋지 않은 실버 세대의 접근도 용이하다.

실내 스포츠인 볼링은 날씨와 상관없이 365일 즐길 수 있다는 장점이 있다. 여기에 볼링 핀이 '와르르' 넘어지는 소리는 볼링을 접하는 이들에게 청각적인 쾌감을 안겨주며 스트레스를 날려버린다. 최근에는 직장인들도 회식의 한 프로그램으로 볼링을 즐기고 있을 정도다.

누구나 쉽게 접할 수 있어 쉬워 보일 수 있는 운동이지만 기초를 제대로 다듬지 않고 볼링에 임한다면 다칠 수 있다.

프로 볼링 경력 29년을 자랑하는 오일수 프로볼링협회 전무이사는 "건물을 지을 때 기초 공사가 중요하듯이 볼링도 기초가 가장 중요하다. 기초를 잘 배워야 다치지 않고 원하는 방향으로 공을 보내서 높은 점수를 올리고 재미도 느낄 수 있다"며 "하지 말아야 하는 행동도 배워야 한다"고 강조한다.

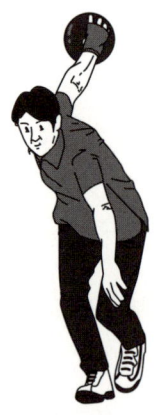

볼링에서 스텝은 리듬감 있고 균형 잡힌 스윙을 위해 중요한 요소이며, 스텝이 불안정하면 공을 일정하게 던지기 어렵다.

특히, 스텝은 리드미컬한 스윙을 만들기 위한 보조 역할로, 볼링에서 중요한 동작이다. 만약 스텝에 리듬감이 없고 균형감이 잡히지 않는다면 일정하게 공을 던질 수 없다.

오 이사는 "스텝의 보폭은 평소 걸음걸이 정도가 좋고, 처음부터 마지막까지 흐름이 그대로 이어져야 한다"며 "또한 무릎은 약 20도, 허리는 약 15도 정도 구부린 상태로 준비 동작을 시작해서 동작이 끝날 때까지 유지해야 한다"고 조언한다.

스텝의 기초를 제대로 알기 위해서는 볼링장 프런트 문을 두드리는 용기가 필요하다. 오 이사는 "대부분의 볼링장에는 코치가 상주해 있다. 프런트에 가서 기초 스텝만 알려달라고 요청하면 대부분 기본 동작과 스텝에 대해 교습을 해준다"며 "먼저 프런트로 향해 도움을 요청하면 교육을 받을 수 있다"고 팁을 준다.

비교적 동작이 크지 않고 단순해 보이는 운동이지만 볼링도 여러 부상을 당할 수 있다. 특히, 관절과 회전근(어깨 관절을 감싸고 있는 4개의 근육과 그 힘줄) 등 많이 사용하는 부분을 조심해야 한다. 이런 부분의 부상을 피하기 위해서는 확실한 준비 운동이 필요하다.

오 이사는 "우선 맨손으로 손목, 팔꿈치, 어깨, 발목, 무릎, 골반, 허리까지 스트레칭해야 한다. 이후 공을 들고 팔을 돌리는 등 스윙 동작을 하면서 단계적으로 몸의 열을 올려야 한다"면서 "준비 운동 없이 다치면 자칫 1년 동안 고생할 수 있다"고 말한다.

확실한 준비 운동과 함께 꾸준한 볼링 경기도 부상을 막는 데 도움이 될 수 있다. 꾸준한 볼링 경기는 체력과 함께 근육 단련에 도움이 된다. 특히, 볼링은 한 경기를 치르면 100~150㎉를 소모하기 때문에 사이클을 30분 정도 탄 효과를 볼 수 있다.

오 이사는 "볼링은 격한 운동이 아니지만 무게가 있는 공을 들고 최소 12회 스텝을 밟아야 한다. 많으면 총 21회 공을 던질 수 있다"면서 "균형을 잡으면서 움직이기 때문에 그만큼 많은 에너지가 필요하고 운동 효과도 있다"고 설명한다.

이어 "보통 볼링을 하면 4~6경기를 치르게 된다. 정확한 동작으로 꾸준하게 많은 경기를 치르면 평소에 안 쓰던 근육이 발달하면서 초반 근육통이 올 수 있다. 하지만 적응을 마치면 근육통 없이 재미있게 볼링을 즐길 수 있다"며 다시 한 번 기초를 강조한다.

| 볼링이 건강에 좋은 점

- **전신 근육 사용:** 볼링공을 들고 스윙하는 동작은 팔, 어깨, 등 그리고 다리 근육을 사용하게 한다. 이는 전반적으로 근력을 향상시키고 유연성을 높이는 데 도움이 된다.

- **심혈관 건강 증진:** 한 게임당 수십 번의 스윙과 이동이 반복되어 심박수를 적절히 높여준다. 이는 혈액 순환을 원활하게 하고 심혈관 건강을 증진하는 데 기여한다.

- **균형 감각 및 협응력 발달:** 정확한 투구를 위해 정교한 균형 감각과 '스텝-스윙' 타이밍이 필요하다. 꾸준한 볼링은 신체의 협응력과 균형 감각 향상에 효과적이다.

- **스트레스 해소 및 정신 집중:** 레인 위에서 공과 핀 소리에 집중하는 것은 스트레스 해소에 도움을 준다. 목표 달성 과정에서 성취감과 정신적 만족감을 얻을 수 있다.

- **관절 부담이 적은 운동:** 다른 격렬한 운동에 비해 관절에 충격이 적어 남녀노소 누구나 즐길 수 있다. 관절 건강에 신경 쓰는 사람들에게 특히 좋은 운동이다.

06
볼링 II
볼링 초보자에게는
개인 공과 신발이 중요하다

| 운동 자문 인용 |

오일수 프로볼링협회 전무이사

> "개인마다 손가락 모양과 자세가 다르다. 부상 방지를 위해서도 개인 장비에 신경 써야 한다."

● 볼링을 손쉽게 즐길 수 있는 이유 중 하나는 어느 볼링장에 가도 볼링공과 볼링화를 빌려서 사용할 수 있기 때문이다. 하지만 기량을 높이고 부상을 방지하기 위해서는 개인 볼링공과 볼링화를 구매하는 것이 바람직하다.

볼링공은 무게, 재질, 코어 등 다양한 요소에 따라 종류가 달라지는데, 각자 플레이 스타일과 레인 컨디션에 따라 사용되는 볼링공도 바뀐다. 볼링화는 레인 위에서 효과적으로 움직이기 위해 제작된 장비로, 슬라이딩과 접지력을 조절해 개인에 맞는 슬라이드와 안정성을 제공한다.

볼링공과 볼링화 선택은 볼링에서 가장 중요하다. 오일수 프로볼링협회 전무이사는 "초보자가 왜 개인 공이 필요해?'라는 생각은 버려야 한다. 반드시 자신에게 딱 맞는 공을 소유해야 한다. 볼링장에 있는 공을 사용하면 손가락이 빠지는 경우가 많아 자기도 모르는 사이에 공을 잡는 습관이 생긴다"면서 "불필요한 습관이 생긴 뒤에 개인 공을 갖게 되면 공이 손가락에서 안 빠지는 상황이 벌어진다. 이때 손가락을 다칠 수 있다"고 설명한다.

이어 "운전을 처음 시작할 때 중고차를 구매하듯이 볼링공도 중고 제품을 구매하면 된다. 저렴하게 구매해 기존에 있던 구멍을 메우는 플러깅을 한 뒤 다시 피팅하고 사용하면 부상도 막고, 본인에게 맞는 자세도 갖게 된다"면서 "이후 볼링에 대해 이해도가 높아지고 자세가 익숙해지면 고가의 볼을 구매하는 것이 좋다"고 덧붙인다.

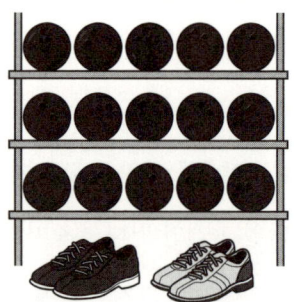

> 볼링의 기량을 향상하고 부상을 방지하기 위해서는 자신에게 맞는 개인 볼링공과 볼링화를 구매하는 것이 무엇보다 중요하다.

개인 볼링화도 소유하는 것이 좋다. 볼링화는 일반 신발과 달리 특수한 밑창(슬라이딩 솔과 브레이크 솔)을 가지고 있다. 스텝과 슬라이딩이 원활하게 이루어지도록 자신의 발에 딱 맞는 사이즈를 선택해야 한다. 너무 크면 발이 헛돌고, 너무 작으면 통증을 유발할 수 있다. 대부분 볼링장에서 대여하는 볼링화를 사용하지만, 꾸준히 칠 생각이라면 개인 볼링화를 구매하는 것이 퍼포먼스 향상과 위생 면에서 훨씬 유리하다.

오 이사는 "볼링장에서 대여해 주는 볼링화는 양발 모두 밑창이 가죽이어서 쉽게 미끄러진다. 하지만 개인 볼링화는 오른발과 왼발이 다르다. 예를 들어, 오른손잡이는 왼발로 미끄러지며 공을 던지기 때문에 왼발 발바닥은 가죽, 오른발 발바닥은 고무로 제작된다"면서 "이럴 경우 오른발로 킥하면서 힘을 더 내고 미끄러지는 부상도 막을 수 있다"고 말한다.

개인 공을 구매할 때 가장 중요한 것은 무게와 외피의 재질, 코어 그리고 구멍의 각도다. 일반적으로의 몸무게 10분의 1 무게의 공을 선택한다. 하지만 초보자라면 자신의 몸무게 12분의 1 무게의 공을 사용해야 자유롭게 공을 다룰 수 있다.

하지만 이는 절대적인 기준은 아니다. 체감하는 무게가 너무 무거우면 부상 위험이 있고, 너무 가벼우면 컨트롤이 어렵고 핀 액션이 약해질 수 있다. 직접 공을 굴려보면서 무리 없이 스윙할 수 있고, 안정적인 투구가 가능한 무게를 찾는 게 중요하다.

오 이사는 "공이 무거우면 공에 끌려다녀 자세가 무너질 수 있다. 우선 가벼운 무게의 공을 사용하고, 자세를 완벽하게 숙지한 뒤 무게를 올리는 방법이 가장 좋다"면서 "무겁다고 무조건 좋은 것이 아니다. 속도와 회전수가 조화를 이룰 수 있게끔 다루는 게 가장 좋다"고 조언한다.

무게와 더불어 공의 구멍을 뚫는 피팅도 고려해야 한다. 이는 볼링 실력 향상과 부상 예방에 있어 무엇보다 중요하다. 오 이사는 "손가락 부상은 보통 피팅이 잘못된 경우 발생한다. 사람마다 손가락의 관절과 유연성, 길이 그리고 손바닥의 모양이 다르기 때문에 이에 맞춰 피팅을 잘해야 한다"면서 "중고로 공을 구매한 뒤에는 반드시 기존 구멍을 메우고 다시 피팅을 해야 한다"고 말한다.

만약 근력이 부족하다면 보호대를 착용하여 도움을 받을 수 있다. 여자 프로 볼링 선수들 10명 중 8명이 착용할 정도로 보호대는 팔목이나 손목 등에 힘이 부족한 점을 메울 수 있는 좋은 장비다.

오 이사는 "보호대가 팔목, 손목, 손가락 등 특정 부문을 보완할 수 있도록 출시된다. 각자 자신에게 필요한 보호대를 착용하는 것도 권한다"면서 "최근에는 한 부위만 특정적이지 않고 복합적인 보호대도 나오기 때문에 잘 선택해 부상도 막고, 즐거운 볼링을 하도록 권유한다"고 말한다.

볼링을 할 때 주의할 점

- **투구 라인 침범 금지:** 볼링공을 던진 후에도 투구 라인을 넘어가면 안 된다. 미끄러운 기름이 발린 레인에 발이 닿으면 넘어져 크게 다칠 수 있으니 항상 주의해야 한다.

- **자신에게 맞는 볼 선택:** 너무 무겁거나 손가락 구멍이 맞지 않는 볼은 손목이나 어깨에 무리를 준다. 체격과 힘에 맞는 볼을 선택하고 손가락이 편안한지 확인해야 한다.

- **올바른 스윙 자세 유지:** 팔 힘만으로 공을 던지지 말고, 온몸을 사용해 부드럽게 스윙해야 한다. 잘못된 자세는 어깨, 팔꿈치, 허리 부상으로 이어질 수 있으니 주의해야 한다.

- **아대 및 볼링화 착용:** 손목 보호를 위해 아대를 착용하고, 안전과 투구 안정성을 위해 볼링화를 꼭 신어야 한다. 이는 부상 예방과 경기력 향상에 도움이 된다.

- **주변 사람과의 안전거리 확보:** 다른 사람이 투구하거나 스윙할 때 충분한 거리를 유지해야 한다. 예기치 않은 사고나 공에 맞는 상황을 막기 위해 주변을 살피는 습관을 들여야 한다.

준비된 사람만 누릴 수 있는
100세 건강시대 6
| 건강을 지켜주는 운동 |

1판 1쇄 인쇄 2025년 8월 18일
1판 1쇄 발행 2025년 8월 30일

지은이 뉴스1 편집부
펴낸이 이영섭
마케팅 윤성식, 박용석, 이석원, 이지민
책임편집 김정한
편집 최지향
웹디자인 조헌정, 이수정
디자인 NURI
일러스트 김초희

펴낸곳 뉴스1
출판등록 2017년 8월 18일(제 2017-000112호)
주소 (03160) 서울 종로구 종로47, SC빌딩 17층
전화 02-397-7000
이메일 webmaster@news1.kr

ISBN 979-11-989026-3-4 (13510)

이 책은 저작권법의 보호를 받는 저작물로서 무단전제와 무단복제를 금하며,
이 책의 전부 또는 일부를 재사용하려면 반드시 저작권자와 뉴스1의
서면 동의를 받아야 합니다.

Memo

Memo

Memo

Memo

Memo